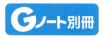

研修では教えてくれない！

医師のための
ノンテク
仕事術

編 前野哲博
Maeno Tetsuhiro

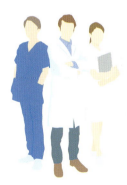

【注意事項】本書の情報について──────────

　本書に記載されている内容は，発行時点における最新の情報に基づき，正確を期するよう，執筆者，監修・編者ならびに出版社はそれぞれ最善の努力を払っております．しかし科学・医学・医療の進歩により，定義や概念，技術の操作方法や診療の方針が変更となり，本書をご使用になる時点においては記載された内容が正確かつ完全ではなくなる場合がございます．また，本書に記載されている企業名や商品名，URL等の情報が予告なく変更される場合もございますのでご了承ください．

序

～ノンテクニカルスキルとは～

　多くの医師は向学心にあふれ，少しでも質の高い医療を提供すべく，最新の医学知識を学び，医療技術の向上に努めています．少しでも最新・最善の医療を患者さんに提供したい ― その姿勢は医師として非常に大切なことですが，よい医師として研鑽を積むのは，こういった「テクニカルスキル」だけで十分なのでしょうか？

　ここで，医師が日常的に行っている業務をもう1度確認してみましょう．臨床決断や手術といった治療手技などの医療行為は当然ですが，それ以外に，チーム医療のなかで，看護師など他職種を含む医療スタッフとコミュニケーションをとってケアの方針を決めたり，病院という組織のなかで，委員会活動などの管理業務を通して組織のマネジメントを担当したりするのも医師の大切な仕事です．病院外でも，行政職や福祉職などと連携して地域包括ケアを実践することもありますし，学会や医師会活動などでのリーダーシップを期待されることもあるでしょう．つまり医師には，狭い意味での医療行為に限らず，さまざまな組織のなかでメンバーをまとめ，目的を共有して高い成果を上げることが期待されているわけです．この役割については，研修医・専攻医のうちはあまり意識することはないかもしれませんが，ある程度卒後年数が経つとひとりでに付随してくるもので，実際，経験年数を重ねた医師で，管理業務が皆無という医師はあまりいないでしょう．

　このような組織人としてのスキルは，「ノンテクニカルスキル」と呼ばれます．これは，「テクニカルスキルを補って完全なものとする認知的，社会的，そして個人的なリソースとしてのスキルであり，安全かつ効率的なタスクの遂行に寄与するもの」と定義されています[1]．もともとは航空業界で使われていた用語で，職務により異なりますが，一般的なモデルとしては，状況認識，意思決定，チームワーク，リーダーシップ，ストレスや疲労のマネジメントなどのスキルを含む概念です[2]．医療界で最も導入が進んでいるのは医療安全の分野で，ヒューマンエラーを避け，安全を確保していくために現場スタッフがもつべきスキルとして普及が進んでいますが，それ以外の領域では体系的な教育はあまり行われていません．医師の業務が狭義の医療行為だけではない以上，本来，すべての領域でトレーニングが行われるべきスキルだと思われますが，残念なことに，その概念すら十

分に浸透していません．医学的な専門知識や技術などの「テクニカルスキル」の向上にはあれだけ熱心な医師も，例えばリーダーシップやチームビルディングなど，組織力を向上させるスキルである「ノンテクニカルスキル」の修得に時間を割く人はきわめて少ないのが現状です．私の個人的な意見ですが，おそらくその理由は，「経験を通していつの間にか身につける」暗黙知として捉えられており，トレーニングで修得すべきスキルとして明示的に認識されることが少ないからではないかと思います．

また，医師は医療界以外の他業種との交流が少なく，そこからノウハウを学ぶ機会が少ないことも影響していると思います．「投下される資源と時間に制約があるなかで，皆で力を合わせて，安全かつ効率的に，低コストで良質な製品やサービスを提供する」ことを目標にしているのは，産業界も医療界も変わりません．医療を巡る環境が厳しさを増す昨今，グローバル社会のなかで生き残りをかけた熾烈な戦いに臨んでいる産業界から学べることはたくさんあるはずです．

ノンテクニカルスキルは，スキルである以上理論的な背景があり，体系的なトレーニング法も存在します．実際，産業界では「管理職研修」のような形でごく一般的にトレーニングが行われていますが，医療界ではほとんど進んでいません．そこで，筑波大学では，文部科学省のGP（Good Practice）として採択された「チーム医療推進のための大学病院職員の人材養成システムの確立」および「リサーチマインドをもった総合診療医の養成」の事業を通して，医療者に最適化したノンテクニカルスキル研修プログラムの開発に取り組んできました．その成果を踏まえ，本書では，医師に求められるノンテクニカルスキルの概念と基本的な理論をわかりやすく示すとともに，実践的なノウハウをまとめました．ぜひこの機会に，ノンテクニカルスキルを知り，テクニカルスキルとのバランスのとれた臨床医として活躍するための一助になればと思います．

2016年5月

筑波大学附属病院総合診療科／総合臨床教育センター

前野哲博

文献

1) 「現場安全の技術 ノンテクニカルスキル・ガイドブック」（ローナ・フリン，他/著，小松原明哲，他/訳），海文堂，2012
2) Flin R, et al : Anaesthetists' non-technical skills. Br J Anaesth, 105 : 38-44, 2010

研修では教えてくれない！医師のためのノンテク仕事術

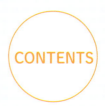

CONTENTS

序〜ノンテクニカルスキルとは〜 ……………………………………………… 前野哲博　3

知識編

第1章　自分を知り，他人を理解する

1　コミュニケーションスタイル ……………………………………… 園田由紀　10
1. 認知システム理論
2. 認知スタイルによるコミュニケーションスタイルの違い
3. チームとタイプ
4. 認知スタイルの違いが生み出す言語の違い
5. タイプとモチベーションの源泉の違い
6. タイプの違いとチームの改善

第2章　人に教え，人と接する

1　仕事の教え方 ……………………………………………………… 鈴木英雄　27
1. 教える前に
2. 教え方の4段階

2　学習者の成長を促すフィードバックの進め方 …………… 前野哲博　34
1. 指導者に求められる「教育的診断・治療」
2. 「教育的診断・治療」の3つのステップ
3. STEP1「聴く」
4. STEP2「認める」
5. STEP3「次に生かす」

3　人への接し方
人との関係をよくするためのスキルを身につけよう ……………… 吉本　尚　46
1. 仕事上の「人への接し方」をよくする基本心得
2. 「人への接し方」の問題に対処する枠組み

4　コンフリクトマネジメント
コンフリクトを，医療チームの成果を高める推進力にしよう ……… 稲葉めぐみ　54
1. コンフリクトとは何でしょうか？
2. コンフリクト対処スキルを磨こう！
3. コンフリクト対処のタイミングや対処のコツについて

第3章 チームを形成し，前に進む

1 業務改善のしかた　　五十野博基　64
1. TWIと作業分解シート 〜作業分解シートによる業務改善のねらい〜
2. 第1段階：作業を分解する
3. 第2段階：細目ごとに自問する
4. 第3段階：新方法に展開する
5. 第4段階：新方法を実施する

2 チームとは何か　　守屋文貴　79
1. チーム医療が求められる背景
2. 職能別組織とチーム型組織

3 チーム医療を実現させるためのリーダーシップ　　守屋文貴　85
1. 指示命令型リーダーシップと支援型リーダーシップ
2. チーム型組織におけるリーダーの課題

4 会議の進め方
ファシリテーションスキルを身につけ，話し合いの質を高めよう　　守屋文貴　95
1. よい話し合いの4つのステージ
2. ファシリテーションスキル
3. ファシリテーターのbeing（あり方）

5 問題解決の原理原則　　守屋文貴　104
1. 問題とは"解釈"である
2. 「発生型」の問題と「設定型」の問題
3. 「ジグソーパズル型」の問題と「ルービックキューブ型」の問題
4. ロジカル思考による問題解決
5. システム思考を使った問題解決

第4章 効率的に仕事を進める

1 タイムマネジメント　　朝倉健太郎　122
1. タイムマネジメント再考 〜追われる生活からの脱却〜
2. やるべきこと，やりたいことのマネジメント 〜あなたが時間の管理者になる〜
3. そして「人生のPriority Management」へ

2 忙しい人のための仕事術
GTD®で，ストレスフリーに生産性を高めよう　　近藤克明　129
1. 3つの性質の仕事
2. 生産性を阻害する要因
3. GTD®の5つのステップ

実践編

1 仕事を教える
医療人1年生にはこうやって教えよう .... 石塚孝子 138
1. 教える前に
2. 作業分解シートを使用した「仕事の教え方」の実際
3. 応用例のご紹介
4. TEAMS-BIの最大のメリット

2 業務を改善する
実行する際のヒント，コツ .... 五十野博基 150
1. 筆者の業務改善への芽生え
2. TWIとの出会い
3. 第1段階：作業を分解する（現状をすべて把握する）を行うとき
4. 第2段階：細目ごとに自問する（現状のプロセスを分析する）を行うとき
5. 第4段階：新方法の実施

3 システム思考を使った問題解決 .... 守屋文貴 159
1. 視野を広げて，構造を捉える
2. コミュニケーションツールとしてのシステム思考

4 会議を進める
こんなふうに変わりました，タ○クツだった指導医養成講習会 .... 瀬尾恵美子 165
1. まずは「共有のステージ」
2. グループサイズの工夫
3. ファシリテーターのあり方
4. 最後に「明確化のステージ」

5 実践！ノンテク仕事術で変わった！ 173
自分自身を理解するMBTI® .... 前野哲博 173
突然，病院の会議で議事進行を任されたら .... 鈴木英雄 174
自分と職場のスタッフ，互いを理解すれば現場が変わる！ .... 吉本 尚 176
円滑な話し合いに役立つMBTI®セッション .... 大澤さやか 177

索引 180

執筆者一覧

■ 編　集

前野哲博　　筑波大学附属病院総合診療科／総合臨床教育センター

■ 執　筆（掲載順）

園田由紀　　株式会社PDS総合研究所（東京大学大学院医学系研究科非常勤講師，
　　　　　　京都大学大学院医学研究科非常勤講師）

鈴木英雄　　筑波大学医学医療系医学教育学

前野哲博　　筑波大学附属病院総合診療科／総合臨床教育センター

吉本　尚　　筑波大学附属病院総合診療科

稲葉めぐみ　阿見町教育委員会，
　　　　　　元 筑波大学附属病院総合臨床教育センター総合診療医養成事業推進支援室

五十野博基　筑波大学附属病院総合診療科，水戸協同病院総合診療科

守屋文貴　　株式会社アクリート・ワークス 代表パートナー，医師

朝倉健太郎　社会医療法人健生会大福診療所

近藤克明　　ラーニング・マスターズ株式会社

石塚孝子　　筑波大学附属病院看護部／総合臨床教育センター

瀬尾恵美子　筑波大学附属病院消化器内科／総合臨床教育センター

大澤さやか　筑波大学附属病院総合診療科

知識編

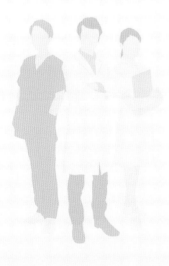

知識編
第1章 自分を知り，他人を理解する

1 コミュニケーションスタイル

はじめに ～認知スタイルとコミュニケーションの関係～

　　われわれは，通常，自分がよかれと思ったコミュニケーションスタイルで，他者とコミュニケーションをとっています．それは日常でも職場でもそして医療現場でも同じでしょう．しかし互いによかれと思ってしているはずのコミュニケーションなのに，齟齬が起きやすく対立を容易に生むきっかけになり，対人関係を悪化させたり生産性を低めたりすることが多々あります．

　　なぜそもそも齟齬が起きるのか．それは，人には一人一人に異なる「認知システム」が備わっているからと考えられています．われわれは，日々，自分の内外における無数の情報のなかに身をおいています．しかしそれらをすべて収集して，処理しているわけではなく，われわれ一人一人に備わったいわゆる「勝手耳」と「勝手目」をもとに，自分が必要であると思った情報だけを取捨選択し収集し，それをもとに現状や他者などの世界を「理解」します．そして，**自分の理解した**世界観のもと，**自分で決めた**こういう人であるという他者と，言語と非言語を用いてやりとりをしています．当然，他者もその人の「勝手耳と勝手目」で構築された世界観のもとあなた自身について一定の判断をしたうえで，やりとりが行われているのです．しかも厄介なのは，一人一人に備わっているこのシステムは，本人にとってあまりに自然に働くものであるために，われわれはどのようなシステムなのか無自覚なことがほとんどです．そして，他者も自分と同じようなシステムをもっていると思い込んでいます．そのために，同じ状況下にいれば，見ている世界と懸念は，ほぼ同じであることが前提となっているので，「この状況を見たらそんなことは自明の理だろう」や「言わなくてもわかる

だろう」から，「こんなにわかりやすく言ったのになんでわからないのか？」や「今説明したではないか？」となり，はたまた，「何度言ったらわかるのか！」となり，「その言い方はないだろう！」などのネガティブな感情を引き起こすきっかけをつくっていることが多いと考えられます．このようにそもそも認知スタイルが異なる対人間におけるコミュニケーションは，前述のような「誤解」が前提として根底にあるといっても過言ではありません．

　この認知システムを明解にする，特に米国の医療の業界から実績が認められて学校教育や組織において活用されているセルフアセスメントメソッドに Myers-Briggs Type Indicator（MBTI®）があります．このメソッドは，自分のもっている認知スタイルを分析し，他者とのその絶対的な違いを理解していきます．そしてその認知スタイルがどのようにその人のとりやすいコミュニケーションスタイルと関係するかについて体験的に把握し，実際に一人一人の認知スタイルの活かし方や認知の成熟の指針を得て，そしてチーム間における相補性について実践的に学んでいくものです．日本版については，10年以上の研究開発を経て，2000年から導入され，医療現場でも医療従事者の自己および他者理解の場面やチームビルディングの場面で少しずつ活用されはじめています．

　今回は，このMBTI®のもとになっているユングの認知システム理論についてご紹介いたします．**本来，MBTI® は質問紙を受検していただき，一定の訓練を受けた有資格者の支援のもと，自分の回答結果を受検者自らが検証し，最終的に自分の認知スタイルを実感しながら確認していくメソッドです．**もしご興味をもたれた方は，実際に分析プロセスを体験していただいたり，関連書籍を手にとっていただけたら幸いです．

1. 認知システム理論

　"私は常に，自分の臨床場面において出会う人々の個々人の大きな心理のありようの違いと同様に，心理学的タイプによる大いなる違いに驚愕するのである……．人は，自分の心理学的タイプを通じてすべてを認知しているのである."

これはユングが著書「心理学的類型論」のなかで語っているものです．この，人の認知の違いに言及したユングの理論をベースにMBTI®は質問紙として開発されました．

　この認知という視点は，われわれが通常捉えている人への見方とは全く異なる視点を提供してくれます．そもそも人は固有の異なった存在であるという類型論がもとになっており，人の心を質の違い，そしてカテゴリーという視点で捉えます．ここで注意していただきたいのが，類型論といっても，**類型化することを目的としていない**という点です．ユングの認知システム理論では，心を図の通り，4つの指標のもとそれぞれが二律背反で構成されるカテゴリーに分けて捉えますが，すべてのカテゴリーを人はもっており，必要に応じて両方を使っているが，その二律背反のカテゴリーのなかでも，手の利き手と同様，どちらか一方がもう一方より，自然に用いやすいという「指向」をもって生まれていると考えたのです．そしてその指向の組合わせが，一人一人個別の認知スタイルの違いを生み，タイプが生成されると考えたのです．

● **二律背反で構成された4つの指向の組合わせ**
　■ **エネルギーの方向：外向態度と内向態度（Extraversion / Introversion）**
　　この指向の対は，世界に興味関心を向ける方法を示します．外向態度を指向する場合，人や活動中心の外界に意識を向け，エネルギーを得，充電

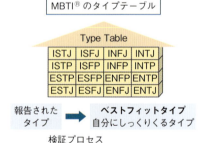

図● MBTI® における心のカテゴリー
心のタイプは，すべての指標の頭文字をとって表現されるが，直観（Intuition）だけ内向（Introversion）の頭文字と重複するため2文字目のNで表されます．文献1より引用

する傾向があります．一方，内向態度を指向する場合は，内省したり反芻したりすることでエネルギーを得，充電する傾向があります（タイプ論でいう外向は，一般にいわれる社交性や積極性が高いという意味ではなく，内向も消極性が高いや人見知りが強いという意味ではありません）．

■ ものの見方：感覚機能と直観機能（Sensing /iNtuition）

　この指向の対は，情報をとり入れる2種類の方法を示します．感覚機能を指向する場合は，事実や物事の詳細など，より実際的な部分に自然意識を向け情報を集め，一方の直観機能を指向する場合は，物事のパターンやそこから起こりうる可能性など，より抽象的な部分に意識を向け情報を収集する傾向があります．

■ 判断のしかた：思考機能と感情機能（Thinking / Feeling）

　この指向の対は，結論の導き方における2種類の方法を示します．思考機能を指向する場合には，結論づける際に，その対象を客体と捉え，論理や原理原則に照らし合わせて分析することを優位にして判断し，一方の感情機能を指向する場合は，個人的な価値観や気持ち，相手の想いに照らし合わせることを優位にして判断する傾向があります．

■ 外界への接し方：判断的態度と知覚的態度（Judging / Perceiving）

　この指向の対は，外界に対応する際の2種類の方法を示します．判断的態度を指向する場合には，外界を決めてから行動する方が自然なため，計画を立てたりスケジュール化してから行動し，一方の知覚的態度を指向する人は，外界の状況や変化にそのまま合わせて行動する方が自然なため，外界に対して，さまざまな選択肢をもち柔軟にその場その場で行動する傾向があります．

2. 認知スタイルによるコミュニケーションスタイルの違い

　前述の通り，認知システムが異なれば，当然コミュニケーションスタイルも異なります．以下がその一例です．

1）外向態度と内向態度

　　外向態度を指向する人は，話しながら考えるため，歩きながらでも，何が必要であるか伝えたり，質問をたくさん投げかけたりする傾向があります．その場ですぐに判断することがありますが，その後の状況によってその判断は変わることがあります．反対の内向態度を指向する人は，自分のなかでまとまってから話をするため，聞かれるまで自らは発言しなかったり，判断結果を言葉として発するまでに時間を要します．この指標の心の利き手が異なると，以下のような齟齬が生まれやすくなります．

　　内向指向の人から外向指向の人をみると，話が二転三転し，何が結論なのかわからなくなったり，話すスピードが速いため，質問を投げかける機会が得られない雰囲気に圧倒されたりすることがあります．反対に，外向指向の人から内向指向の人をみると，反応がすぐさま得られないために，「自分の話を聴いていないのではないか」や「何も考えていないのではないか」と勘違いしたり，「自分の言ったことを不快に思ったのではないか」と思いを巡らすといった労力を要することがあります．

　　また，この心の利き手は，有限である自分の心のエネルギーをどこでチャージするか，ということでもあります．自分の一つ一つの判断が与える影響が大きい場面におかれる医療従事者としては，自分の心のエネルギーの充電方法を知っておくことが判断ミスを防ぐことにつながるともいわれています．それぞれの人が，疲労困憊のときに，自分の心の利き手と逆の方法を採択すると，結果エネルギーを消耗，疲労が増してしまうことになることがあるからです．例えば外向の医療従事者は，多少疲労していても，外に出て行動したり他者と交流することでおのずとチャージされるのに対し，内向の人は，可能な限り物理的に1人になり（部屋にこもるなどして）とことん内省するほうがチャージされます．

2）感覚機能と直観機能

　　感覚機能を指向する人は，事実を正確に伝えたいという衝動から時系列に沿って事実の詳細を積み重ねて話をする傾向があります．そして実践的なことに焦点があたり，実際に起きていることと，実際にどうなっているのかというような詳細に着目します．それに対して直観機能を指向する人

は，全体像を捉えたいという衝動から，一つ一つ細かに伝えるよりも，聴き手側に文脈を読ませるような話し方をする傾向があります．実際に起きている事象の背景や考えうる可能性，長期的ビジョンに焦点があたり，なぜそうなったのかや今後どうなるのか，という視点に着目します．この指標の心の利き手が異なると，以下のような齟齬が生まれやすくなります．

感覚指向の人から直観指向の人をみると，全体像を漠然と話す傾向があるため，コミットメントが足りていないのではないかと感じたり，今後の具体的な手順が不明確に思えたり，話が本題からそれたと感じます．反対に，直観指向の人から感覚指向の人をみると，重要でない詳細ばかり提示されるため，本質的にそして全体として何をいわんとしているのかがわからなくなり，相手の話が終わるのを待てないと感じます．また感覚指向の人はいっていること以上のことは語っていないことがほとんどですが，文脈で情報を捉える直観指向の人は，却って発言の背景まで深読みをしてしまうことがあります．

3）思考機能と感情機能

思考機能を指向する人は，論理的に筋道が立っていることに価値をおいた判断をするため，物事における客観的エビデンスや理に適っていることに焦点がおかれます．反対に，感情機能を指向する人は，人や自分の気持ちへの影響に価値をおいた判断をするため，物事がどれだけ本人や他者の気持ちにとって大切かや，和を乱さないことに焦点がおかれます．この指向の違いによって以下のような齟齬が生まれやすくなります．

思考指向の人から感情指向の人に対しては，私情のはさみすぎにみえたり，他者に左右されすぎたり，解決を求める力が弱いようにみえて，いらいらしたりします．反対に，感情指向の人から思考指向の人に対しては，自分の問題を責められているように感じたり，思考指向の人の質問が詰問に聞こえたり，雑で冷たすぎると感じたりします．

前述の知覚機能（感覚機能と直観機能）とこの判断機能（思考機能と感情機能）の2つを組合わせて，基本的な認知スタイルが生成されます．具体的には，知覚機能のSかNか，と判断機能のTかFかとの組合わせです

ので，SとT，SとF，NとTそしてNとFの4つが人の基本的な認知スタイルの違いによって，それぞれ「ほしい」情報は異なります．以下に，タイプ別のコミュニケーションスタイルの例をあげます．ここでは，ST，SF，NF，NTの4つの特徴上，医療従事者との患者間のコミュニケーションの例をとりあげます．

■ 感覚思考タイプ〈STタイプ〉

事実をそのまま受け止め重視するため，気持ちを慮る遠回しのやりとりは好まず，事実を端的にロジカルに提示されることを望む傾向があります．患者さんが，このタイプの場合，治療のためにやるべきことをやりましょうというスタンスであることが多く，医療従事者そのものより，その人の実績や実績あるやりかたやデータを信頼する傾向があります．

■ 感覚感情タイプ〈SFタイプ〉

今，その場の対人関係を乱さないことにエネルギーが最も注がれるため，自分も他者も，その場で起きているコミュニケーションが不快ではないか，に重きがおかれる傾向があります．そのため医療現場では，患者さん自身が個人的に大事にされているかが焦点となり，医療従事者が実際に親身になってくれていると自分が感じられるかどうか医療従事者の顔の表情や声のトーン，しぐさ，言葉づかいなど，五感で得られる情報を瞬時に集め，同時に，医療従事者が自分と今ここのこの状況を不快に感じていないか，についても感じとりながらやりとりします．また，S（感覚）を優先するため，自分になにが起きているのかについて詳細な部分も含めた事実を提示されることを望みます．基本，医療従事者をまずは信じ受け入れる傾向がありますが，このタイプは優しい表情で友好的で温かみあるアプローチや表現を常に望んでいるといえます．治療方法は，ほかの患者さんにも有効だった事実と提示されると信頼します．

■ 直観思考タイプ〈NTタイプ〉

自分のことも状況も俯瞰して捉える傾向があり，問題や原因，今後の可能性に関する情報をもとに，自分の立ち位置や今後の可能性において客観的なメリット，デメリットを検討し，最適な判断ができることを望みます．ありとあらゆる可能性を考えたいことから，理にかなった選択肢がいくつか提示され，自ら選択できることを望みます．医療従事者の専門性の高さ

が信頼できるか自分なりに検討することが重要なため，医療従事者の能力を査定する質問をよくする傾向があります．治療方法は最新の技術に興味を示します．

■ **直観感情タイプ〈NFタイプ〉**

物事や他者もそのままではなく，洞察をして捉える傾向があり，背景や意図，真意など慮ります．また，それらをもとに独自のユニークな物事の捉え方をします．そのため自分の病気は，よくあることではなく，特別や稀なケースであると医療従事者が捉えてくれていることを望む傾向があります．医療従事者から，患者としてではなく，個人として価値をおいてくれていることを期待する傾向があります．具体的に語られないが，表現して（しきれて）いない気持ちを察してほしいという思いが表現の背景にあるコミュニケーションスタイルをもちます．全人的な最新の治療方法に興味を示します．

4）判断的態度と知覚的態度

判断的態度を指向する人は，外界を結論づけたいという衝動から，結論を出すような討論をしたり，納期を決めたり，ゴールを設定したり，また着実にその目標を達成するためにスケジュールを立てる傾向があり，想定外の変化が起きるといらっとします．反対に知覚的態度を指向する人は，あらかじめ決めるのではなくその場その場で臨機応変に対応したいという衝動から，選択肢を広げるような討論をしたり，外の変化の様子を見ながら，その都度その都度決めて動く傾向があるため，ステップや納期があらかじめ決められていることに窮屈感を感じます．したがって，以下のような齟齬が生まれやすくなります．

判断的態度を指向する人から知覚的態度を指向する人に対しては，いつやるのか心配になり，反対に知覚的態度を指向する人から判断的態度を指向する人に対しては，自分をコントロールしようとしているのではないかと感じたりします．

コミュニケーションスタイルとして，判断的態度の人は，「まず決める」というクロージングスタイルをもつのに対し，知覚的態度の人は，常に「まだ決めない」オープンスタイルをもちます．そのため，判断的態度の人は，

知覚的態度の人の話が，どの方向にむかっているのか当惑することがあるのに対し，逆に，知覚的態度の人は判断的態度の人が「だったらこうしよう」，「それでいいじゃないか」と決めようとすると，まだ情報がまだ足りてないのに，と，窮屈感や圧迫感を覚えることがあります．

3．チームとタイプ

　最近は，日本でも多様性という言葉がブームのように叫ばれます．しかしまだまだ，人種の違いや性差の違い，あるいは専門分野の違いといった，ある意味わかりやすい顕在化された多様性に終始しているのが現状です．特にわれわれ日本人は，長い間「みな同じ」という環境のもと生活をしていますので，人と違うという視点も，「相対的な程度の差」と捉えやすく，時に違うということ自体を「間違っている」と考える傾向さえあります．実際その「違う」人は，自分が気づいていない世界を気づかせてくれたり，みえていない世界を教えてくれる存在だったりするのですが，そういう背景から，自分（たち）と「違う」人を排除する心理が，じつは，生まれやすいともいえます．

　そもそもチームとは，①Form，②Storm，③Norm，④Performのステップを経て成立するといわれます．①は相対的比較に基づいた人間理解ではなく，一人一人が絶対的に違うことを理解するということ．②はそもそも人は違うので，コンフリクト（対立）が起きるということ，その対立を避けるのではなくそれらに対峙することで雨降って地が固まるのが③，そしてはじめてチームとしてのパフォーマンスがあがる，④．といった段階です．ここで大切なことは，コンフリクトというと日本では"対立"とされることが多く，ネガティブな印象が強いですがそもそもコンフリクトはおのおのが懸念（Concern）していることが違うだけであるという意味です．時には各自判断しているおのおのの大元のサンプルや「母集団」が違うこともあるくらい，今まで述べたようにもともと人はそれぞれ「認知している世界」が違うので，コンフリクトは生じるものとして，それを排除したり対決するのではなく，自分と相手の懸念は何で，どの情報をもとに

そう考えたのかとじっくり向き合い話し合ったうえで合意されなければチームとして機能しないものだといわれています．

医療従事者においては，この認知スタイルの違いによる情報のやりとりの齟齬や職場の人間関係の対立が，患者さんの生死に直結してしまうこともある職場であることから，他のどの専門分野よりも偏りやすい認知の是正を自ら図れることや，チームを構築する力は不可欠といえるでしょう．

4．認知スタイルの違いが生み出す言語の違い

われわれは，基本的に，自分がよかれと思ったコミュニケーションスタイルをとっています．しかしそもそもタイプ（認知スタイル）が異なると，いわゆる日本語と英語の違いがあるように自然と用いている言語も異なるということは意外と知られていません．これをタイプ言語（type language）の違いといいます．特に先に述べたとおり，日本人のほとんどは日本語を話すので，言葉そのものは聞けば理解できるため，同じ「言語」を話しているものとして理解したつもりになっていることが多いのです．しかし実際はタイプが異なると用いている言葉の意味合いが全く異なっているため，互いに意図しないところで，コミュニケーションの齟齬が起きています．次の大学の先生同士の会話の例をご覧ください．

> **A先生**：去年，私のクラスの3名の学生を落第させなければならなかったのですが，彼らが自信をなくしてしまわないか心配なのです．
> **B先生**：彼らがすべきことをしなかったのだから，正しく評価したのなら，それはしかたないのでは．
> **A先生**：当然，正当な評価をしたと思っています．私はただ彼らについて，話がしたかっただけなのですが．
> **B先生**：私は，ただ，基準が正当でない場合は問題なのではと，感想を述べただけですが．
> **A先生**：私は，ただ，彼らの自尊心まで配慮していたかについて，あなたとシェアしたかっただけです．

これは，互いの「言語」が異なるために，双方ともに意図を誤って捉えており，双方で関係性を築こうとやりとりをしたのですが，関係性に緊張を生じさせてしまっているコミュニケーションの例です．

　A先生は，落第させた学生に対する気持ちの落ち着きのなさから，その気持ちを共有しようとしてB先生に共感を求めていますが，B先生は，A先生が自分の評価が誤っていた危惧があることを訴えてきたと捉えたため，A先生に「正当な評価をしたのなら問題ない」と声かけをすることで安心してもらおうとしたのです．しかしA先生にとってみると，B先生の反応は，想定外で，共感どころか自分の評価についても批判されていると感じてしまったのです．さらにB先生側からすると，相談されたので，問題を明確にして解決の方向を提示しただけなのに，A先生の意外な反応に自分に何をしてほしかったのかわからなくなり困惑してしまったということです．

　このようなミスコミュニケーションは，感情機能を指向する人（Fタイプ）と思考機能を指向する人（Tタイプ）の間で，双方ともに意図していなかった対立関係を生む傾向があります．例えば，B先生は，A先生に歩み寄っているのですが，B先生はTタイプの言語で歩み寄っているために，FタイプのA先生にはそれが伝わっていません．もしここで，B先生から「それは心配ですね」などの共感の一言があったら，その後のやりとりは変わっていたでしょう．あるいはA先生が，会話をはじめる前に，「私の気持ちをすこし聴いてもらいたいのですが」と今回の会話の目的を明確に伝えていたら，B先生は，A先生が解決を求めて相談してきているのではないことがわかり，傾聴する選択肢を選んだでしょう．

　これは人が相談するときに，Fタイプの人は共感を求め，Tタイプの人は解決を求めるのがそれぞれにとって「当たり前」なのですが，その「当たり前」が異なるために起きる齟齬と考えられます．相手のタイプを知らなくても，自分にとって自然な「言語」で話したときに相手に伝わらないと感じた場合は，自分が指向していない心の方の「言語」を用いる努力をすることで，日々のミスコミュニケーションによる誤解は防ぎ易くなります．**表1**にタイプ言語が異なる相手と会話する際に気をつけることとして，例を示します．

表1 ● タイプ言語が異なる相手と会話する際に主に気をつけること（例）

自分の タイプ	相手の タイプ	気をつけることの一例
E （外向）	I （内向）	発言した内容は結論ではなく，声に出しながら考えている最中であることを伝える．意識的に会話を止めて相手の反応を待ち，時には考える時間をとり，その場ですばやい反応を迫ったり求めたりしない
I （内向）	E （外向）	考えがまとまっていない段階でもそれを表現する．内省する時間が必要なときは，相手の話が途中であっても遮り，自分のなかで少しまとめる時間が必要であることを伝える
S （感覚）	N （直観）	時系列に沿って事実を話すのではなく，話の方向性や全体像が見える視点から，事実を伝える
N （直観）	S （感覚）	事実を時系列に沿って伝え，事実とそれに関連づいた話とを分けて話をする
T （思考）	F （感情）	相手の話のなかで同意できる点をまず見出しそこに賛同してから，反対意見を述べる．親しみやすく話しやすい雰囲気をつくる
F （感情）	T （思考）	遠回しの言い方を止め，単刀直入に問題点を指摘する．論理的に筋道立てて，気持ちを乗せずに，落ち着いたトーンで伝える．気持ちを察してほしいときは，そう伝える
J （判断的態度）	P （知覚的態度）	探索の機会として，話し合いや計画自体に，その都度変更の余地があることを想定して，対応する
P （知覚的態度）	J （判断的態度）	一番重要なものに意識を向けて，提示する選択肢を絞り，枠組みを提供し，納期や期待を明確にする

5．タイプとモチベーションの源泉の違い

1）心のエネルギーを充電する主機能と，消費する劣等機能

　　次に，モチベーションの源泉の違いという視点で，タイプ間の違いをみてみましょう．一人一人が自然と指向する方を使用するのは，それを使用することで心のエネルギーを充電できるからです．一方，指向していない方を使うと心のエネルギーを消費すると考えられています．ただし，実際にはすべてのタイプの機能も態度も必要なため，われわれは心のエネルギーを保つために一定の配分をしながら心を働かせているのです．人それぞれ

にその配分の序列があると考えられています．最もエネルギーを配分し充電するのが主機能で，次が補助機能，反対に使うことでエネルギーを消耗するのが第三機能で，最も消耗するのが劣等機能という順番です．主機能は，自分のモチベーションの源泉のようなもので，その人の心の羅針盤といわれています．反対に劣等機能は，必要でない限りできるだけ使わないようにしたり，その機能が捉えたり判断したりした情報を信頼しない場合が多くあります．

　各タイプの主機能と劣等機能を表2に示します．なぜこのような組合せになるのかは，ユングが提唱したタイプダイナミクスという考えですが，深遠なる理論となりますので，本稿では詳細は割愛します．さらに詳しく知りたい方は後にあげています文献2〜4をご参照ください．

2) タイプにより異なる主機能

　例えば，同じSTタイプであっても，表2の通り，ISTJは内向感覚が，ESTJは外向思考が主機能となります．主機能はその個人の心の羅針盤ですので，主機能が異なると，同じメンタルプロセスを指向していても，最終的に心にドライブがかかる源泉は異なるわけです．このISTJとESTJの2人がチームで仕事を進めていたとします．結論を出さねばならない事態に迫られたところで，事実情報がまだ十分でない事態になったとします．ISTJは内向感覚が主機能ですので，もう少し事実情報がそろうことを優先したくなるのに対して，ESTJは外向思考が主機能のため，外界を解決することの方を優先しますので，今ある情報のなかで最も効率的な解決を見出し結論を出すことを優先したくなります．

　さらに，彼らが，大きな判断をするときに，劣等機能をあまりに働かせなかったり信頼しないでいると，ISTJは，結論を優先しないことで長期的に起こりうる可能性を考慮しなかったり，ESTJは，自分の判断によって，関係する人々や自分の気持ちがどうなっているかについては軽視してしまう傾向があります．

　適切な認知と判断のためには，自分のタイプに偏らないよう意識して可能な限りすべての機能を使ったうえで，最終的な判断や行動に移すことが大切といわれています．

表2 各タイプの主機能（自分が最も信頼する心）と劣等機能（自分が最も軽視しがちな心）

	ISTJ	ISFJ	INFJ	INTJ
主機能	**内向感覚**：自分の中に蓄えられた事実や実際の出来事についての情報を重視し信頼する	**内向感覚**：自分の中に蓄えられた自分にとって大切な人々についての情報を重視し信頼する	**内向直観**：人々や今後起こりうることについて，ひらめいたことをつなげながら洞察を深める	**内向直観**：今後起こりうることについて複合的なイメージをもち，それらを手がかりにする
劣等機能	**外向直観**：物事の長期的な可能性や全体的な関連性を捉える	**外向直観**：物事の長期的な見通しや関連性を捉える	**外向感覚**：身近な人々の具体的な事実や詳細を捉える	**外向感覚**：今起きていることや，事実詳細を考慮する
	ISTP	ISFP	INFP	INTP
主機能	**内向思考**：物理的世界について具体的かつ大量の情報を論理的に体系だてて解を得る	**内向感情**：身近な人々や自然を大切にする自分の内面にある価値観※2に重きをおく	**内向感情**：一人一人の価値観を大切にすることを主軸とし自分の価値観※2を一貫してもつ	**内向思考**：世界のあらゆることを理解するため包括的論理的なしくみに則り核心を捉える
劣等機能	**外向感情**：周囲の人たちの気持ちや熱意を察し，寄り添って共有し合う	**外向思考**：対象から距離をおいて客観的に事象と人を評価し，対応する	**外向思考**：対象から距離をおき，論理※1から可能性を評価し，対応する	**外向感情**：周囲の人たちの気持ちや気づかいに寄り添って共有し合う
	ESTP	ESFP	ENFP	ENTP
主機能	**外向感覚**：外界の感覚的体験の多様性に楽しみを見つけ，自由にかかわり満足を得る	**外向感覚**：人々とかかわることで得られる刺激や，多様な感覚的体験に歓びを見出す	**外向直観**：周囲の人々にわくわくするような可能性を見出し，熱心に探求する	**外向直観**：さまざまな選択肢，刺激的な新しい考え，はっとするような可能性を求めて外界を走査する
劣等機能	**内向直観**：将来についての見通しをつける	**内向直観**：人々についての洞察を深める	**内向感覚**：詳細な事実や実用的な情報を記憶したり検索する	**内向感覚**：現実から課される限界を考慮に入れる
	ESTJ	ESFJ	ENFJ	ENTJ
主機能	**外向思考**：具体的な目標を達成するために毅然として論理的かつ効率的に外界を体系づける	**外向感情**：身近な人々の具体的な要望を大切にする環境をつくるため周囲に働きかける	**外向感情**：周囲の人々やグループの成長を促すために，励ましや枠組みを提供する	**外向思考**：毅然とした態度で他者を導き，長期目標のために外界を体系づける
劣等機能	**内向感情**：自分の価値観※2に照らし合わせて決定を検討する	**内向思考**：他者を自分と距離をおいて客観的な観点から評価し理解する	**内向思考**：対象から距離をおいた的確な論理を用いて人間関係を分析検討する	**内向感情**：自分の価値観※2と行動の整合性を見極める

※1 ここでいう論理は，理論（Theory）を含みません．
※2 ここでいう「価値観」とは，自分のしたいこと，したくないこと，好きなこと，嫌いなことという意味です．
文献2を参考に作成

6. タイプの違いとチームの改善

　前述の通り，モチベーションの源泉が異なる者同士が集まるチームにおいて，仕事の指示や何かを依頼する際に，自分のドライブがかかることを主軸に情報を提示しても，タイプが異なると全く相手の心に響かないということがよくあります．特に相手が真逆のタイプですと，自分の主機能は，相手の劣等機能になりますので，むしろ自分の言動が，相手のエネルギーを下げる場合があります．例えば，ESFJやENFJ（主機能が外向感情の）タイプの人がISTPかINTP（劣等機能が外向感情の）タイプに"one for all, all for oneの一体感をもってやろう"と熱く語っても，"その通りだ!!"とともにスクラムを組むようにはならず，むしろモチベーションが下がる可能性があるということです．

　チームとして機能を高めるための最初のステップとして，まずはチームメンバー一人一人の違いを的確に認識し，歩み寄り受容し合うためのコミュニケーションを成立させることです．さまざまな認知スタイルやタイプ言語，モチベーションの源泉の違いが存在することを尊重し，それぞれの強み弱みを認め，そこから学び合い補い合おうとするチームは，葛藤が生じにくいかそれが最小限に抑えられ，人間的な成長を遂げられ，その結果，チームパフォーマンスも高いといわれています．

おわりに

　1990年中ごろ，全米の患者満足度調査で最低に近い評価を得た医療機関Baptist Health Careが，その抜本的な改善のため，病院に勤務する全医療従事者と従業員全員にMBTI®のセッション（質問紙をもとに受検者本人が演習を通じ結果を検証するプロセス）を数年かけて実施した結果，2000年にはフォーチュン誌の働きたい組織TOP100に選ばれるほどに改善したという例があります．MBTI®を導入することで，従業員同士の人間関係が健全になり，満足度が向上したことが，その結果をもたらしたといわれています．

MBTI®はもともと米国の医療業界でその有用性が認められてから普及しはじめ、後に産業界や教育界で活用され、現在、世界で最も利用されているセルフアセスメントのメソッドとなっています．日本の病院でも、医療コミュニケーションにおける有効なツールとして利用されはじめています．昨今、医療現場において、傾聴や共感の重要性などが語られますが、医療従事者も一人一人違えば、患者も一人一人異なるため、じつは、それぞれが考えたり、望んでいる「傾聴」や「共感」のスタイルも異なり、見たい反応や聞きたい言葉も情報も異なります．それはいわゆるBreaking Bad Newsという場面でも、また治療の選択肢や投薬治療についての情報提供の場面でも、同様のことがいえます．どの世界でも、パフォーマンスを出すためには、コミュニケーションの成立は不可欠ですが、その重要性は、医療界では最も高いといっても過言ではないと思います．

　医療従事者は、人の生死にかかわる仕事のため、認知システムの成熟が、ほかの専門分野の人より、また一般の人より成熟している傾向があるといわれています．そのため、医療業界で、この人間間の「タイプ（認知スタイル）の違い」の存在を理解することで、医療従事者自身が自分の認知の偏りに気づきやすくなったり、職場や医療現場でのコミュニケーションの改善やチーム医療における実用化での成果があげやすいといわれています．

　1人でも多くの医療に携わる方に、この理論と実用性について興味をもっていただき役立てていただけたら幸いです．なお今回ご紹介した内容は、MBTI®の理論と実践のほんの一部です．ご興味をもっていただいた方は、ぜひ以下の専門機関にお問い合わせください．

・医療場面におけるMBTIの導入事例もしくは日本におけるMBTI®取り扱い資格の取得についてお知りになりたい方は、一般社団法人日本MBTI®協会 http://www.mbti.or.jp（2016年5月閲覧）
・MBTI®体験分析セッションを受けられたい方は、JPP株式会社 http://www.jppjapan.com（2016年5月閲覧）
・MBTI®のもっと詳しいことをお知りになりたい方，個人分析セッションを受けられたい方，またはMBTI®セッションの導入を検討

されたい方は株式会社PDS総合研究所 http://www.ipdss.net
（2016年5月閲覧）

Myers-Briggs Type Indicator, and, MBTI are trademarks or registered trademarks of the Myers & Briggs Foundation, Inc., in the United States and other countries.

◆文献

1) 「日本版MBTIマニュアル」（園田由紀/著），JPP株式会社，2010
2) 「MBTI® タイプ入門 タイプダイナミクスとタイプ発達編」（Myers KD & Kirby L/著，園田由紀/訳），JPP株式会社，2010
3) 「MBTI® へのいざない ユングの『タイプ論』の日常への応用」（Pearman RR & Albritton SC/著，園田由紀/訳），JPP株式会社，2012
4) 「エッセンシャルMBTI®」（Quenk N/著，園田由紀/訳），JPP株式会社，2014
5) 「医療マネジメントのエッセンス」（米国医師エグゼクティブ学会/編，青木則明，他/監訳），Chord-J，2007
6) 「Health Care Communication Using Personality Type」（Judy A & Susan AB/著），Routledge，2000
7) 「Psychological Type」（CG Jung），Princeton University Press，1962
8) 「Joining the Entrepreneurial Elite : Four Styles to Business Success」（Isachsen O），Davies-Black Publishing，1996
9) 「Working Together : A Personality Centered Approach To Management」（Isachsen O & Berens LY），Davies-Black Publishing，1996
10) 「MBTI® タイプ入門 コミュニケーション編」（Dunning D/著，園田由紀/訳），JPP株式会社，2010
11) 「MBTI® タイプ入門 チーム編」（Hirsh E, 他/著，園田由紀/訳），JPP株式会社，2013

（園田由紀）

知識編

第2章 人に教え，人と接する

1 仕事の教え方

はじめに

　「仕事の教え方」を習ったことのある方はどのくらいいるでしょうか．おそらく，ある日突然，後輩の指導を任されることになり，自分の経験を思い出しつつも戸惑いながら指導した人がほとんどでしょう．昔は「自分の背中を見せて育てる」方法もありましたが，今ではこのようなスタイルだと，すぐに放任主義で教育熱心でない指導者のレッテルを貼られてしまうこともあります．現場でよくありがちなのは，「言って聞かせるだけ」「やって見せるだけ」というものです．作業を言葉だけで説明しても，聞いている方は頭のなかで手順を完全に再構築することは不可能で，聞き漏らしも当然出てきます．また，実際にやって見せても，初心者にとって動作の多くは真似ることすら難しく，多くの人は重要な点を見逃してしまいます．ようやくその動作をできるようになったとしても，ただ真似ているだけのことが多く，作業を本当に理解したことにはなりません．「言って聞かせるだけ」「やって見せるだけ」は指導者としては楽ですが，学習者からすれば非効率的で，覚えるまでの間にミスを起こすこともありえます．

● 臨床教育における仕事の教え方

　臨床教育の特徴として，指導者は未熟な学習者に実際にやらせなければ上達を促せない一方，良質で安全な医療を提供しなければならない，という相反する課題があります．相手が患者である以上，ミスは許されません．このことは学習者以上に指導者にとっても大きなストレスになります．実際の臨床の現場では，学習者の知識，技術などの学習者のレベルに応じて任せる範囲を変えることはよく目にします．これは確かに指導者側として

は当然で，しかたのないことですが，この範囲が狭いままでは，「イケてない」学習者はどこでも簡単な症例や手技しか担当させてもらえず，数年後には周りと比べて大きな差ができてしまいます．

　本稿でこれからご紹介するTEAMS-BI（Training for Effective & efficient Action in Medical Service-Better Instruction）「仕事の教え方」は産業界で広く導入されているノンテクニカルスキルトレーニングTWI（Training Within Industry）-JI（Job Instruction）をもとにして筑波大学で開発されました（TWIに関しては ➡ 知識編 第3章-1をご覧ください）．TEAMS-BIでは，仕事自体の知識，技能だけでなく，学習者が「正確に，安全に，良心的に仕事をすることをすばやく覚えられる」ように教えることが大事である，としています．ここには「相手が覚えていないのは自分が教えなかったのだ」という基本概念があります．これは，「できる人にだけ仕事をやらせる」のではなく，「できない人にも指導により確実に仕事をできるようにさせる」というボトムアップへの発想の転換が重要であることを意味しています．こういった体系だった「仕事の教え方」はまだ日本の医療現場ではなじみがありませんが，本稿を読めばすぐ明日からでも現場にとり入れることが可能です．一般企業では当たり前のこの原理を応用できれば，学習者に対しても自信をもって仕事を教えることができるでしょう．本稿を読んで，ぜひ正しい「仕事の教え方」を実践してください．

1. 教える前に

　教える前には準備が必要です．まず最初に，「誰に」，「どの作業を」，「いつまでに」習得させるか，ということを決めましょう．例えば，中心静脈穿刺を例にあげると，「2年目の研修医に」「中心静脈穿刺を」「2カ月の研修期間終了時までに」習得させる，などです．これら手技の到達目標は研修プログラムのなかにすでに組み入れられている施設もあるはずです．このような手技と到達目標は最初にリストアップして，指導者と学習者が共有しておくとよいでしょう．次に「作業を分解」し各ステップとキーポイントを表（作業分解シート）にまとめます．これは，知識編 第3章-1で触れ

ますので，ここでは省略します．この作業分解をもとに，各手技のマニュアルを作成してあるのが理想的です．次は**事前学習**です．多くの医療手技にはマニュアルが発売されていたり，動画が用意されています．例えば，エルゼビアが提供しているプロシージャーズ・コンサルト（http://www.proceduresconsult.jp/，2016年5月閲覧）はさまざまな手技が標準的にわかりやすく解説されています．最後に，「**教える場所と時間を決め，すべてのものを用意**」します．普段の指導は忙しい臨床の合間がほとんどだと思いますが，大事な手技ほど時間を特別に割いて，なるべく現場に近い状況で，道具，材料その他必要なものをすべてそろえて教えます．複雑な手技，先の中心静脈穿刺などはシミュレーターを用いるとよいでしょう．

2. 教え方の4段階

いよいよここからが本題です．まず「仕事の教え方」には4つの段階があります．この4段階は1人の人に1つの作業を正確に，安全に，効率的に覚えさせる方法として定められています．4段階を表1に示します．

1）第1段階：習う準備をさせる

第1段階は「習う準備をさせる」ためのもので，「緊張をほぐす」，「何の作業をやるかを話す」，「その作業について知っている程度を確かめる」，「作業を覚えたい気持ちにさせる」，「正しい位置につかせる」から構成されています．

人は誰でも新しいことを学ぶときは少なからず緊張しています．心配や不安はコミュニケーションの障害となり重要な点を学ぶ機会を奪ってしまいます．指導者は雑談でもよいので，まずは相手を気楽にさせてください．次に何の作業をやるか話しましょう．例えば，やる作業の名前を言いながら，作業が終了した状態を見せると学習者が作業をイメージしやすくなります．学習者のなかにはすでにその作業をやったことがある人がいるかもしれません．指導者は学習者の知識や技術を事前に把握することで，解説の一部を簡略化したりするなど，効率よく教えることができます．この**第

表1 ● 教え方の4段階

第1段階：習う準備をさせる
①緊張をほぐす
②何の作業をやるかを話す
③その作業について知っている程度を確かめる
④作業を覚えたい気持ちにさせる
⑤正しい位置につかせる
第2段階：作業を説明してやって見せる
①主なステップを1つずつ言って聞かせ，やって見せる
②キーポイントを強調する
③理由を説明する
第3段階：やらせてみる
①だまってやらせてみて間違いがあれば直す
②やらせながら，主なステップを言わせる
③やらせながら，キーポイントを言わせる
④やらせながら，理由を言わせる
第4段階：教えた後をみる
①仕事につかせる
②わからないときに聞く人を決めておく
③確かめ方を決めておく
④質問しやすい雰囲気をつくる
⑤指導はだんだん減らし任せていく

文献1を参考に作成

1段階で一番重要なのは「覚えたい気持ちにさせる」ことです．医療行為に無意味なものはほとんどありませんが，その作業を正しく行うことの重要性を深く理解できれば覚えたい気持ちが強くなり，学習効率を上げることができます．このあたりは，スーパーローテート中の初期研修医と，専門を決めた後の後期研修医などでは少し違うかもしれませんので相手に合わせて対応を変えてください．最後の「正しい位置」とは，学習者が指導者を観察するときの位置のことです．普通は学習者は指導者の正面に位置しますが，手技を覚える場合，その多くのケースでは正しい位置は指導者の左肩越しです．こうすることによって，指導者と同じ視点で作業を体感することができるのです．

2) 第2段階：作業を説明してやって見せる

　第2段階は「作業を説明してやって見せる」です．まず主なステップを1つずつ言って聞かせ，やって見せます．このとき，作業分解シートを参考に板書しながら説明するとよいでしょう．次に，もう一度やりながらキーポイントを強調します．ほとんどの人は一度見ただけでは作業を覚えることはできませんが，全体の流れは把握しているので，次に何をするかわかっています．作業のキーポイントを理由も言いながら強調することで，重要性の強弱がわかり，早くコツをつかむことができます．

　例として「目玉焼きを焼く」手技について考えてみましょう．表2に7つのステップとキーポイント，理由について記してみました．このようにそれぞれのステップには必ずキーポイントとその理由があります．例えば，5番目のステップの「フライパンに水を入れる」ですが，「白身がうっすら固まってきたタイミング」で，「卵にかからないように」というキーポイントを「蒸し焼きにする」ためと「白身が水に溶けやすい」からという理由と関連づければ容易に覚えることができます．理由は成否（手技の成功・

表2　作業のキーポイントと理由の例：目玉焼きを焼く

	ステップ	キーポイント	理　由
1	卵を割る	フライパンに直接入れるのではなく，先に別の器に入れて	殻の破片の混入を防ぐため
2	火をつける	弱火にして	焦げつきを防ぐため
3	フライパンに油をひく	① フライパンが温まってから ② 少量（小さじ1杯程度）	① 油をなじみやすくするため ② 多すぎると白身にブツブツ穴があいてしまうから
4	卵を入れて焼く	弱火〜中火で	強すぎると白身が泡立ち周囲がパサパサになるから 弱すぎると白身が固まらず流れて広がってしまうから
5	フライパンに水を入れる（大さじ1杯程度）	① 白身がうっすら固まってきたタイミングで ② 卵にかからないように	① 蒸し焼きにして卵全体に適度な熱を与えるため ② 白身は水に溶けやすい性質をもっているから
6	ふたをする	弱火にして	固くなることを防ぐため
7	火を止める	黄身の上にうっすら白い膜がかかったタイミングで	卵の表面まで適度に熱が伝わったサインだから

失敗にかかわるもの），安全（安全な実施にかかわるもの），やりやすさ（勘やコツ）のどれかに必ずあてはまることになります．この第2段階は学習者が覚えるのに必要なだけくり返します．

3) 第3段階：やらせてみる

　第3段階は「やらせてみる」です．ここではじめて実際にやらせてみることになりますが，最初は学習者に黙って作業をやらせます．指導者はよく観察して，何か間違った動作をしたらすかさずその作業を止めます．間違った動作を覚えてしまう前に，指導者はもう一度その作業をやって見せ，言って聞かせます．そして，引き続き学習者に正しい手順で作業をやらせます．一通り自分でできるようになったら，今度はもう一度やらせながら1つずつ主なステップを言わせます．主なステップを言い忘れている場合は，キーワードとしてヒントを出しても構いません．次に指導者はステップを言い，学習者はやりながらキーポイントを言います．このあたりになると学習者はだいぶできるようになっているはずです．最後は指導者がステップとキーポイントを言い，学習者はやりながら1つずつ理由を言います．

　このようにステップとキーポイント，理由を区別させることで，作業への理解が完璧なものになります．この段階は非常に根気が入りますが，相手が理解したとわかるまで確かめましょう．

4) 第4段階：教えた後をみる

　第4段階は「教えた後をみる」です．第3段階がクリアできれば実際に仕事につかせますが，これで完全ということはありえません．特に医療現場では相手が人である限り，かなりのバリエーションがあります．そのような状況でわからなくなったときに聞く人と確かめ方を決めておくことは重要です．同じ指導者がいつも現場にいるとは限りません．同じレベルの複数の指導者を決めておきましょう．

　ほとんどの間違いは学習者が1人で作業を行うようになってしばらくしてから起こります．この時期が一番指導者によるチェックが必要な時期です．同時に，質問しやすい雰囲気をつくるのも指導者の役割です．たいて

いの人は質問するのを躊躇するものです．質問には真摯に対応し，質問するのが当たり前であるという環境づくりが大切です．学習者がその作業に慣れるに従い，段階的にチェックの数を減らしていきます．上手になったことに対して褒めることも忘れないでください．

以上の4段階を正しく用いれば誰にでも確実に仕事を教えることができます．非常に手間がかかると感じるかもしれませんが，片手間に教えることをくり返すよりも，1回でも集中して教わる方が，最終的には効率がよいのです．

例えば現場で研修医が問題を起こしたとき，指導医によっては研修医の技能が低いからとか，研修医の注意が足りなかったから，と研修医のせいにすることがあります．これは最も簡単に問題を先送りできますが，このままでは必ず同じようなことが起こります．医療の現場では手技の失敗や誤りは患者の生命に直結します．先の表1をカードにしていつももち歩き，指導の際の参考にしてください．

おわりに

さて，TEAMS-BI「仕事の教え方」，いかがだったでしょうか．研修先や専門科を選んだ理由として「先輩にきめ細かく指導してもらえた」というものが少なくありません．よい医療チームには必ずよい指導者がいるものです．本稿の「仕事の教え方」を意識して指導できれば，より相手の心に響く指導ができ，それは結果としてチームのパフォーマンスを上げることにもつながります．ぜひ，明日からの指導に生かしてください．

◆ 文献
1)「TWI実践ワークブック」(パトリック・グラウプ，他/著，成沢俊子/訳)，日刊工業新聞社，2013

(鈴木英雄)

知識編

第2章 人に教え，人と接する

2 学習者の成長を促す フィードバックの進め方

はじめに

　医療者の教育において，実際の診療の場で教育する，いわゆるOn the job trainingは非常に大きなウエイトを占めていますが，経験からの学びを深めるには，指導医からの効果的なフィードバックが欠かせません．そこで，この稿では，学習者の成長を促す効果的なフィードバックのポイントについて述べたいと思います．なお，ここでは「指導医」「研修医」という関係について述べますが，臨床の現場での教育は，職種が変わっても原則は変わらないので，状況に応じて適宜「指導者」「学習者」に読み替えて理解していただければと思います．

1. 指導者に求められる「教育的診断・治療」

　On the job trainingという言葉が示すように，診療の場は教育の場でもあり，指導にあたる指導医は，臨床医と指導者の両方の立場をもっています．

　つまり，**指導医には，「患者の診断・治療」と「研修医の教育的診断・治療」の2つの役割を同時に行うことが求められています**．ここでは患者の診療と対比する意味で「教育的診断・治療」という言葉を用いましたが，「教育的診断」とは，研修医の現状や改善点を把握すること，すなわち，この研修医は現時点で何をどこまで知っているのか，また今後どういうことをしたいと思っているのか，今後の成長のためにはどんな指導が必要なのか，ということを把握することを意味しています．「教育的治療」とは，研

修医に必要な教育的介入を行っていくこと，すなわち，「教育的診断」をベースに，フィードバックや学習課題の提示などの介入を通して改善を図り，研修医の成長を促すことをあらわしています．

指導医はこの両者を同時に行わなければならないのですが，忙しい指導医は，ともすれば「患者の診断・治療」で頭がいっぱいになりがちです．以下の会話をみてみましょう．

研修医：症例は63歳男性で，めまいを主訴に受診しました．
指導医：めまいは回転性？ 浮動感？ それとも立ちくらみ？
研修医：あ，立ちくらみのようなめまいだそうです．
指導医：神経所見では何か異常はあったの？
研修医：いえ，特にありません．
指導医：動悸は？ 何か薬飲んでいない？
研修医：あ……聞いてません．
指導医：ちゃんと聞いとかないと．ところで心電図はとった？
研修医：すみません……．まだやっていません．

この指導医は，自分が実際にその患者さんの診療にあたるときに，頭に思いつくであろう質問をただ研修医にぶつけて情報を集めようとしています．つまり，研修医を通して自分が「患者の診断・治療」をしているに過ぎません．

このように指導医の「教育的診断・治療」がなく，「患者の診断・治療」だけをくり返していくと，研修医はどうなってしまうでしょうか（図）．

例えばこのケースでは，研修医は「このめまいは脳血管障害によるものではないか」と考えているとします．それに対して指導医は「めまいの種類が立ちくらみだから，まずは心血管性の可能性を評価したい」と考えています．ですから，会話が全くかみ合っていません．ただ心電図をとるようにいわれても，どうしてその必要があるのかを理解できず，かといって自分で一生懸命考えても頭から否定されてしまいます．そして，当然ながら結果は指導医の方が正しいわけですから，反論もできなくなってしまいます．これがくり返されると，研修医の対応としては，何を聞かれても答

```
指導医が何を考えているのか理解できない．
自分で一生懸命考えても，頭から否定される
（指導医の方が正しいので反論もできない）
              ↓
何を聞かれても答えられるように，とりあえず
データを片っ端から集め，主観を挟まずにプレ
ゼンテーションして，次の指示を待つ
              ↓
自分から手を出さず，指導医が教えないと何
も考えようとしない医療者が育つ
```

図● 教育的診断・治療がないと学習者は……

えられるようにデータを片っ端から集めて自分の意見をいわずにプレゼンテーションをして指示を待つようになります．つまり，単なる「御用聞き」ですね．その結果，自分から手を出さず，指導医が教えないと何も考えようとしない研修医が育ってしまいます．

　指導医は誰も研修医がこのように育つことを望んではいないはずです．駆け出しの研修医が立派に成長して，自ら主体的に考え，積極的に問題解決に取り組めるようになるためには，「教育的診断・治療」が必要不可欠です．ここでは，そのために必要な指導医のかかわり方について，実践的なスキルを交えて考えていきたいと思います．

2．「教育的診断・治療」の3つのステップ

　具体的な進め方として，ここでは①「聴く」，②「認める」，③「次に生かす」の3つのステップに沿って進める方法をご紹介します．

　最初の「聴く」は，学習者の意見や考えをよく聴いて，教育的治療，すなわちフィードバックにおいてどのようなアプローチが必要かを判断する部分です．次の「認める」は，「学習者が正しくできていることを，積極的に口に出して認める」ことです．最後の「次に生かす」は「次に同じ場面

に遭遇したときに，よりよい行動がとれるように改善を図る」ことです．

　最初が「聴く」になっているのは，このステップが教育的診断にあたるところだからです．患者の診療でも，診断せずにいきなり治療することはありえないわけで，まず，ここでしっかりと教育に必要な情報を集めることになります．次の「認める」「次に生かす」は教育的治療にあたる部分ですが，ここでは「認める」が「次に生かす」より前になっていることに注意してください．「頭ごなし」という言葉がありますが，フィードバックの冒頭からnegativeなことを指摘すると，学習者は心を閉ざしてしまいます．まず，できたことをきちんと認めてあげることで，いわゆる「心のレセプター」が開きます．そうすると，改善のためのアドバイスを抵抗なく受け入れられるようになります．もちろん緊急時はこの限りではありませんが，一般的にフィードバックを行う際は，この順番を意識して行うといいでしょう．

　それでは，この3つのステップに沿って，順に解説していきたいと思います．

3．STEP1「聴く」

1）研修医のSOAPを最後まで聴く

　「聴く」ときの進め方は，「**学習者にSOAP〔S：Subjective, O：Objective, A：Assessment, P：Plan〕をいわせる**」ことをイメージしていただくとわかりやすいと思います．たいていの研修医はSとOは自発的に報告してくれます．しかし，こちらから促さないと，AとPをいわないことが多いようです．これは，指導医が，研修医のSとOを聴いた時点，例えば，「45歳男性，腹痛を主訴に受診しました．腹膜刺激症状はなく，白血球7,200・CRP0.2でした」とプレゼンテーションしたところで話を遮って，「で，食事で痛みの変化はあったの？」とか「尿検査はやったの？」のように口を挟んでしまいがちであることも関係していると思います．こうなってしまうのは，指導医がつい「患者の診断・治療」モードに入ってしまうからですね．

このようなかかわり方をくり返していると，研修医は，SとOだけ報告したら，あとはメモの用意をして指導者のAとPを書き留める，という行動が習慣化してしまいます．これでは，自ら考えて動くという能力を伸ばすのは難しくなってしまいます．研修医がプレゼンテーションをはじめたら，（緊急の場合を除き）途中で質問したい気持ちをぐっとこらえて，「で，君はどう思ったの？ 次に何をすればいいと思う？」と，研修医のアセスメント・プランを最後まで聴いてください．これを常に実行していると，研修医に「あの先生に報告するときは，自分なりのアセスメントとプランをきちんと考えておかないと，必ず聞かれる．そしてどんな馬鹿なことをいっても怒られない」というイメージをもたせることができます．そうすれば，研修医は自然と自分から考えて動くようになります．

2）話し終わるまで，遮らない，質問しない，評価しない

　指導医は，研修医がプレゼンテーションをはじめたとたん，頭のなかの臨床推論コンピューターが動きはじめます．若い女性が腹痛で来た → 妊娠じゃないかな，最終月経はいつかな，とか，いろいろ考えはじめるわけですね．そうするとつい口に出したくなると思いますが，ここが研修医の成長を促す最も大切な時間．（緊急時でなければ）ぐっとこらえて，研修医の発言を最後まで聴いてください．そして，どんなに未熟な考えであっても，プレゼンテーションが終わった直後に批判的なコメント，例えば「それじゃダメだよ」「いやいや，抗菌薬の適応はないんじゃない」などのようなことをいわないことも大切です．指導医も忙しいとは思いますが，1分でいいので黙って聴いてあげてください．それだけでも，研修医の雰囲気はずいぶん違ってくると思います．

3）研修医の「教育的診断」を行う

　遮らずに聴き出せた情報から，研修医の「教育的診断」を行います．具体的には，研修医はどこまで理解していて，あと何がわかっていないのか，といったレディネス（readiness：準備状態）を確認することと，研修医は指導医に何を求めているのか，改善のためにはどんな指導が必要かという，リクエストを把握します．これによって，次の教育的治療，つまりフィー

ドバックの方針が決まります．

4) 患者の診断・治療に必要な情報を集める

前に述べたように，指導医は患者の診断・治療にも責任をもたなくてはなりません．研修医のプレゼンテーションだけでは患者の診療上必要な情報が足りないのであれば，（緊急時を除き）**研修医の話の後に**，指導医から質問をして必要な情報を得てください．

4. STEP2「認める」

1)「褒める」ではなく「認める」

フィードバック技法に関する本には，よく「褒める」ことが重要と書いてあります．しかし，日本語で「褒める」というと，どうしても「標準よりすぐれている」というニュアンスになりがちです．そうすると，「人並みな研修医」だと「特に褒めるところがない」ということになってしまいます．それを無理矢理褒めようとすると，お世辞みたいになってしまいますし，その不自然さは研修医にも伝わって，かえって信頼関係を損ねかねません．

ここでのポイントは，**「褒める」ではなく「認める」こと．つまり，「正しくできたことを積極的に言葉に出す」**ことです．研修医が当然行うべきことを正しくできたときに，積極的に「きちんとできたね」と言葉をかけてあげることです．いくつか具体例をみてみましょう．

【シーン1：研修医が皮膚縫合を終えて】
研修医「先生，いかがでしょうか」
指導医「そうだね．皮膚に垂直に針を刺すところはきちんとできていたね．ただ，縫合の間隔がちょっと揃っていないね」

縫合の出来栄えそのものは今ひとつだったかもしれません．それでもこの研修医は，垂直に針を刺すところだけはきちんとできていた．

そのときに，部分的であっても，正しくできた点を積極的に口に出して認める言葉をかけています．これを，単に「縫合の間隔もバラバラだし，これじゃダメだね」と声をかけるのとは，ずいぶんと印象が違います．どこができていて，どこが不十分だったのかがわかれば，この研修医は明確な目標をもって次に生かすことができます．

【シーン2：救急外来を受診した胸痛患者の鑑別診断について】

研修医「この患者さんはタバコを吸うので，診断は心筋梗塞が最も考えられると思います」

指導医「そうか，先生はリスクファクターを考慮して鑑別を考えたんだね．でも，呼吸によって痛みが変動するところが合わないよね」

　例えばこのケースでは，病歴と身体所見から，指導医は気胸の可能性が高いと考えていたとします．その場合，心筋梗塞という診断は正しくないかもしれませんが，胸痛の鑑別診断を行う際に，リスクファクターを考慮すること自体は「正しいこと」です．ですから，ここで「いやあ，この病歴で心筋梗塞は考えられないでしょう」と頭ごなしに否定するのではなく，「リスクファクターを考慮して鑑別を考えた」ことを言葉に出して認めてから，指導医が気胸と診断した理由を説明してあげるといいと思います．

　いかがでしょうか．すべての研修医を「褒める」ことはできなくても，「認める」なら可能です．「部分的でも正しくできている点が1つもない」研修医は，まずいないからです．「褒める」ことに抵抗がある方も，こういう形なら，自然に口に出せるのではないでしょうか．

　指導医が「認める」ことで，研修医は自分のとった行動が正しかったことが確認できるので，自信をもって次の行動に移ることができますし，何より，人間誰しも認めてもらえればうれしいもので，モチベーションの向上にもつながります．もちろん，「褒める」に値する行動がみられたときは，思い切り称賛してあげてください．

2）常に研修医の「よいところ」を探すつもりで

　この「認める」は，簡単なようで，じつは日頃から意識していないと咄嗟にはできないものです．なぜなら「当たり前のことを正しくできる」のは，指導医にとっては当然のことなので，印象に残りにくいのです．その反面，できていなかったことは目につきやすいですし，患者さんに害が及ばないよう指導医がフォローしなければなりませんから，記憶にも残りやすいのです．ですから，指導医が自分の印象に基づいて思いつくままに言葉を発すると，つい「できなかった点だけをあげつらう」フィードバックになりがちです．

　ここで考えていただきたいのですが，部分的であったとしても，指導医にとって当たり前のことを，研修医が同じようにできるということは，それだけで称賛に値することだと思いませんか？

　バランスよく「認める」ためには，指導医は常に心のスイッチを入れて「どこを認めようか」と意識しながら研修医の「よいところ」を常に探す心構えが必要です．その意味でも，STEP1「聴く」の時間を有効に使いたいですね．

5. STEP3「次に生かす」

　最後のSTEPは「次に生かす」です．ここでは，「教育的治療」の中核ともいえる，改善を促すための働きかけを行います．

1）どこに焦点を当てるか

　研修医が「次に同じ場面に遭遇したとき，もっとよい行動をとれる」ためのフィードバックを行うこのSTEPでは，以下の4つのポイントに焦点を当てることが大切です（表）．それぞれ，ありがちな「NG集」を通して見ていきましょう．

- **漠然とした印象ではなく，具体的に**
   「もっと論理的にプレゼンテーションしてくれる？」
　こういわれた研修医が「はい，わかりました！」といって，理路整然と

表 ●「次に生かす」ためのフィードバックの4つのポイント

① 漠然とした印象ではなく,具体的に伝える
② 過去ではなく,将来に焦点を当てる
③ 行動に焦点を当てる
④ 理想論ではなく実行可能な範囲で改善を促す

したプレゼンテーションをはじめる……とは思えませんよね．やろうと思えばできるのに，あえて非論理的にプレゼンテーションする研修医はいないわけで，つまりこれが今の研修医の精一杯なのです．指導医が感じた「印象」を漠然と伝えても，研修医はどこを改善すればいいのかわからずに困惑してしまいます．次に生かすためには，「どこが論理的でなかったか，どこを直せば論理的になるか」を具体的に伝える必要があります．

■ **過去ではなく，将来に**

「先週のレクチャーで教えたよね．忘れたの？」

発展途上にある研修医の「至らないところ」はいくらでもあります．このケースの場合，1度聞いたことを完璧に覚えている方が珍しいわけで（一方向性の講義で聴いたものは，5％しか頭に残らないといわれています），このように過去のことをいわれても今はどうしようもありませんし，研修医のモチベーションも下がってしまいます．フィードバックは，過去ではなく「これからどうすればいいか」という将来に焦点を当てなくてはいけません．

■ **行動に焦点を当てる**

「君は仕事が雑だなあ．もっと丁寧にやらなきゃ」

このようにいわれると，研修医は自分の人格や仕事ぶりについてすべて悪いレッテルを貼られたように感じてしまいます．この発言の背景には，きっと指導医が「仕事が雑だ」と感じた何らかの行動があったはずです．それを指導医が具体的に指摘すれば，研修医も自分に何が足りなかったのかを納得したうえで，明確な目標をもって改善に取り組むことができるでしょう．

- **理想論ではなく，実行可能なことに**
    「これくらいの処置は，5分以内に終わるようでないと」
    改善を促すのは，あくまで研修医が実行可能な範囲にとどめるべきです．現実にできないことをいわれても研修医にはどうしようもありませんし，そもそも，研修医にはどこまでなら実現可能かどうかの正確な判断はできませんから（それを見極めてゴール設定するのは指導医の仕事です），どこまで頑張れば研修医としては十分なのかもイメージできないまま，本来感じなくてもよい挫折感をもってしまうかもしれません．

2）研修医の「気づき」を促す

次に，実際にどのような言葉をかけていけばよいのかを具体的にみていきましょう．大切なポイントは，指導医が「心電図をとれ」とか，「薬はこれを使え」とか，結論だけ伝えるのではなくて，**できるだけ研修医自身が改善点に気づくようにリードすること**です．気づきのリードのしかたは，状況や研修医のレベルによって変わってきます．いくつか実例をみてみましょう．

- **知識を想起させる**
    「皮膚に針を刺すときの注意点は何だった？」
    研修医はちゃんと知っているのに，それをたまたま忘れていた，あるいは注意がそこまでいっていなかった場合は，「知識を想起させる」だけで十分です．指導医に声をかけられて，「あ，そうでした．垂直に刺す，でしたね」というふうに研修医自身が思い出すことができればいいわけです．

- **起こった事実を述べる**
    「診察で腱反射を確認していなかったね」
    「○○をやらなきゃだめじゃないか！」のように頭ごなしにnegativeな言い方をせずに，淡々と起こった事実を述べる，という言葉のかけ方です．これは，研修医がそのことに意識を向けさえすれば，本来どうすべきだったか自分で気づくことが期待できるときに用います．

- **指導医の言葉でまとめ直す**
    「ということは，急性に発症した，呼吸で増悪する胸痛ということだよね」
    研修医が正しい判断ができない原因は，知識が足りない場合だけでなく，

膨大な情報のなかで，どこがポイントなのかがわかっていない場合がよくあります．指導医が後者だと判断したら，「この病歴なら，気胸を考えなきゃいけないね」のように指導医がいきなり答えをいうのではなく，指導医が情報を整理して，キーワードをわかりやすく研修医に示す，というやり方が有効です．指導医の上手なサポートで，研修医が自分自身で正しい判断に気づくことができたら，ただ正解をいわれる場合と比べて，研修医のやる気も，記憶の残り方も，次への応用力も，ずいぶん違ってくると思います．

■ 将来予測されることを述べる

「帰宅させて，もし誰もいないところで痙攣を起こしたらどうなると思う？」

研修医が不適切な判断をした場合，「この患者さん，入院させなきゃダメだろう！」と頭ごなしにいうのではなく，研修医の判断通りにしたらどうなるのかという将来予測を述べて，なぜ自分の判断は不適切なのかを研修医が自分で考え，心から理解してもらえるような問いかけを行ってください．このような問いかけをくり返すことで，研修医は単なる「御用聞き」ではなく，自ら考え，気づき，成長していきます．

3) フィードバックする内容を選ぶ

経験豊富な指導医の目から見ると，研修医の至らない点はたくさんあるでしょう．きっと，気づいたことすべてをいいたくなってしまいがちですが，ここで大切なことは，「1度に覚えられる内容には限界がある」という事実です．どんなによいアドバイスでも，キャパシティを上回ってしまえば頭のなかには残りません．「次に生かす」ために，1回のフィードバックに盛り込むべき内容を厳選する必要があります．

具体的には，1度のフィードバックで伝えられるのは**「できれば1つ，多くても3つまで」**です．熱心な指導医ほど，あれもこれも教えたくなるものですが，「次に生かす」ためにはどれが最も重要なのかを考えて，絞り込みを行ってください．

それから，できる限り**「症例を通してgeneral ruleを教える」**という考え方も重要です．研修医が研修中に経験できる症例数は限られていますから，できる限り，その症例に通用する知識だけではなく，広く一般的に応

用できる内容を含むフィードバックを返す方が，研修医の学びは深まります．

例えば，指導医が

「**先生が昨日当直で診た○○さん，あれは入院させなきゃダメだよ**」

というよりは，

「**発熱があって全身状態がよくない場合は，高齢者であれば入院させて経過をみた方がいいね**」

と言葉をかけた方が，研修医はより「次に生かす」ことができます．

general ruleは教科書でも学べますが，実際の症例をリアルに経験しているときに指導医から言葉をかけてもらった方が，印象にも残りやすく，また実践的な知識として身につけることができるでしょう．この絶好のタイミングを逃さないよう，フィードバックの機会を上手に活用してください．

おわりに

ここまで，フィードバックの基本的な考え方，進め方について説明してきましたが，忙しい指導医のなかにはきっと，「忙しくて時間がない」「とてもここまで手をかけられない」と思われる方もいると思います．

でも，指導医は臨床医として，患者さんに対しては，話をじっくり聴いて，患者さんの考えや不安に耳を傾けますよね．話を途中で遮って，一方的に指示を出すこともないと思います．この「患者」を「研修医」に置き換えると，そのままよいフィードバックになります．ですから，よい臨床医はすでに指導医としてのフィードバック技法をもっているのです．

では，なぜうまくできないのでしょうか？それは，患者さんに対してはしっかりと入っている「心のスイッチ」が，研修医に向き合うときにいつの間にか切れてしまうからだと思います．このスイッチを切ることなく，**「患者の診断・治療」と同じように「研修医の教育的診断・治療」に心を注ぐ**．研修医の成長を促すフィードバックの要諦はそれに尽きると思います．

（前野哲博）

知識編
第2章 人に教え，人と接する

3 人への接し方
～人との関係をよくするためのスキルを身につけよう～

はじめに

　一般的に医療者は，患者・家族とのコミュニケーションを重視し，トレーニングを積んでいます．しかし，スタッフ同士，上司・部下といった職場でのコミュニケーションを体験したり，ロールプレイなどを通じてトレーニングする機会はほとんどなかったのではないでしょうか．卒業後に職場に放り込まれ，そのなかで時には痛い目に合いながらも，なんとか体得していったというのがこれまでの状況ではなかったかと思います．

　現在，こういったスタッフ間コミュニケーションを含めた多職種連携能力は，ケアの質の向上や安全性の重視，複雑・高度化する問題へ対応するため，すべての専門職種で，卒前から生涯教育までの継続的な学習がこれまで以上に重要視されています[1]．ここで，学生や教員・現場に従事している専門職種・管理者など，医療保健福祉に携わるすべての人にとって共通のめざすべき人材育成の目標となる日本独自の多職種連携におけるコンピテンシーを図に示します．

　これらは6つのドメインに分かれており，特にコア・ドメインとされる中央の2つが重要です．「患者・利用者・家族・コミュニティ中心」は，患者や利用者，家族，コミュニティにとっての重要な関心事／課題に焦点を当て，共通の目標を設定する能力になります．もう一方の「職種間コミュニケーション」は，職種背景が異なることに配慮し，職種としての役割，知識，意見，価値観を伝え合うことができる能力を指します．その他，コア・ドメインを支える4つのドメインである「職種役割を全うする」，「自職種を省みる」，「他職種を理解する」，「関係性に働きかける」という能力も必要であり，これらは本稿で述べる「人への接し方」に密接にかかわっ

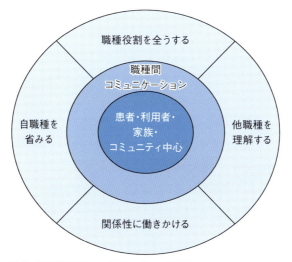

図● 多職種連携コンピテンシーモデル
文献2より引用

てきます．

　本稿ではこういった「人への接し方」について，トヨタのカイゼンで有名なTWI（Training Within Industry）をもとに[3]，医療現場で使用できるように筑波大学で改変・開発したTEAMS-BR[4]という枠組みを参考に，述べていきたいと思います．

1. 仕事上の「人への接し方」をよくする基本心得

　TEAMS-BRでは，職場における人との問題の発生を予防すること，もしくは発生したとしても問題を巧みに処理し，気持ちよく働ける職場にすることを目的にしています．これを達成するために，特に上司として部下を管理する立場にある人には，以下の4点を基本心得としてもつことを求めています．

> 1）仕事ぶりがよいか当人に伝える

> 2）よいときはほめる
> 3）当人に影響ある変更は前もって知らせる
> 4）当人の力をいっぱいに生かす

1）仕事ぶりがよいか当人に伝える

　職場では皆，何らかの業務を任されて働いていますが，周りの人の仕事ぶりを常に関心をもって観察することが重要です．仕事ぶりのよしあしを判断する前に，**相手にどうしてほしいのかを事前に伝えておきます**．評価されるよい仕事ぶりというのがどういうものか，職場を変わってきた人，新しく仕事につく人はわかりませんので，判断基準を事前に伝えておくとよいでしょう．仕事がうまくいっていない場合には文句ばかりいうのではなく，**もっとよくやれるように導く**ことが当然ながら必要になります．

2）よいときはほめる

　フィードバックは重要ですが，特によいときにほめることが苦手な人が多いかと思います．些細なことでも**普段はしないようなよい仕事を見逃さないように，タイミングを逃さず，記憶や感情として残っているうちに伝える**ことを意識します．

3）当人に影響ある変更は前もって知らせる

　慣れた仕事はできれば今まで通りそのまま続けたい，という気持ちを一般的にもっているものですが，いきなりの変更は誰でも戸惑います．変更がある場合には事前に予告すると納得して変更に協力してくれることが多くなります．**できれば変更の理由を伝えておくと事情を理解しやすくなります**し，頭で理解はできても感情的に納得できない人も出ますので，**変更を納得してもらうために話し合いの時間をもつ**ことも必要になります．

4）当人の力をいっぱいに生かす

　誰でも自分の力を十分発揮して仕事をしたいと思っているものです．そのために，**スタッフの隠れた才能，能力を探し，見つけ，それを活用でき

る機会を与えることも必要になります．組織として多くの日常業務をこなすために，処理能力が高い人に業務が集中することも多いですが，**伸びる道の邪魔をしない**ことも意識しないといけません．その人の本来もっている力が最大限発揮でき，さらに業務を通じて力が付くように業務量や業務内容を調節していくことが必要です．

　最後に，「スタッフは個人として扱わねばならない」ことが重要です．上司・部下に限らず人格を尊重するということは基本的な考え方ですが，患者・家族に対する場合に比べて，スタッフ一人一人に異なった過去があり，違った生活環境，感情，コミュニケーションスタイルをもっていること，日々それらの状況は変化していることを意識することは少ないかもしれません．背景の違いを理解して，個々のスタッフに合わせて対応していくことがきわめて大切になります．

2.「人への接し方」の問題に対処する枠組み

　では，実際に「人への接し方」で問題が生じた場合にどのように対処すればよいのでしょうか？問題の例として，約束の時間を守らない（遅刻が多い），メンバーのAとBの仲が悪く互いに口を利かない，指示を素直に聞かず文句をいう，指示されたことを実行しない，などがありますが，これらの問題を解決するための枠組みを表にあげました．ここまでの基本心得をもとに，順に段階を踏んで説明します．

表 職場の問題の取り扱い方（TEAMS-BR）

はじめに	目的を決める
第一段階	事実をつかむ
第二段階	よく考えて決める
第三段階	処置をとる
第四段階	後を確かめる
おわりに	目的を達したか

1) はじめに　目的を決める

　　なんとなく，当事者の言われるがままに問題解決に当たることは好ましくありません．問題処理の結果どのような結果が生まれることを期待するのか，どの段階になったら解決といえるのか，処置後に職場の人間関係はどうなるのかなどをイメージしながら目標を立てます．後の情報収集などにより，当初の目標が変更されることも当然ありえます．

2) 第一段階　事実をつかむ

　　問題の処理にあたって判断の基礎となるのは事実です．物事の起因から経過に関する**いきさつをすべてもれなくつかみます**．事実に関する情報収集が不十分で，間違った解決法をとってしまうこともよくありますので，ここを一番慎重に行います．以下の4点を意識して進めます．

①**今までのことを調べる**：今回の問題を生じるまでに，関係者に関連した出来事，記録を確認します．経歴などもここに入ります．

②**どんな規則やならわしがあるか**：どこの職場でも文章として明記している規則と，慣習的に行われているならわし（俗にいうローカルルールもここに入ります）があります．これらに従ったか反したかは重要な判断材料になります．

③**関係ある人と話す**：その問題に関係したすべての人に話を聞きます．

④**言い分や気持ちをつかむ**：問題に関係している人の意向や気持ちは問題解決の重要な判断材料になります．しかし，本心はなかなか出てこないことも多いため，以下のようなことを意識するとよいでしょう．

　a）言い合いをしない
　b）重要だと思っていることを話す雰囲気をつくる
　c）話をさえぎらない
　d）早合点しない
　e）話を独り占めにしない
　f）よい聞き手になる

　　個人個人が感じた内容，考えた内容は正しいにせよ，間違っているにせよ，その人にとっては事実であるということを強く意識し，聞き手である自分の主観が入り込まないように注意します．

3) 第二段階　よく考えて決める

事実をつかんだ後，判断する段階になります．即断即決が必要なときもありますが，**早合点して間違った判断を出さないように**気をつけます．以下の5点を意識して進めます．

① **事実を整理する**：集めた事実を確認し，落ちている内容や矛盾・重複がないか確認します．情報の価値の重みづけも考えます．

② **互いの事実関係を考える**：集めた事実の因果関係や相互関係を考えます．事実の一部分だけをみると間違える可能性があります．3)-①と3)-②で問題の核心がみえてきているか確認します．核心がみえなければ，事実の把握が不十分な可能性があります．

③ **どんな処置が考えられるか**：どんな処置が可能か，なるべく数多く考えます．

④ **しきたりと方針を確かめる**：処置を考えるうえで，職場のしきたりや方針は無視できません．3)-③であげた処置が実施可能かどうか検討します．

⑤ **目的には沿っているか，当人には，職場の者には，業務の成果にはどうひびくか**：とりうる処置によってどのような影響が出るか考えます．目的，当人，職場，業務成果の4つの観点から価値判断を行います．プラスやマイナスの数ではなく，よい常識と判断で決めなければなりません．

4) 第三段階　処置をとる

実際に決めた処置をとる段階になります．いやな役目になるかもしれませんが，とった処置の責任は他の人に転嫁せず，自分がとることが肝要です．以下の4点を意識して進めます．

① **自分でやるべきか**：監督責任がある人が実際に処置を下すべきです．組織図や命令系統を確認し，誰が監督責任をもつ立場なのかを確認します．

② **誰かの手伝いがいるか**：自分自身ですべての処置を行う必要はありません．自分の能力の限界を認め，適切な人に必要な援助を求めます．

③ **上の人に連絡せねばならぬか**：自分自身の権限を確認します．自分で処置することが許されていることなのか，上司に相談すべきか，上司に任せるべきことなのか判断します．

④**処置のころあいに注意する**：処置のタイミングは重要です．一番効果的なタイミングを見計らって実施します．

5) 第四段階　後を確かめる

自分のとった処置が適切だったかを確認します．特に**その処置は業務の成果につながったのか**という観点を忘れないことが重要です．以下の3点を意識して進めます．

①**いつ確かめるか**：処置の結果が表れそうなタイミングを考え，第1回目の確認を行います．

②**何回確かめねばならぬか**：とった処置によって，問題について全く心配がいらなくなったと考えられるまで行う計画を立てます．

③**業務成果や，態度や，互いの関係はよくなったか**：仕事の成果，当事者，関係者の態度や関係性を確認します．

6) 目的を達したか

最後の反省を行います．はじめに立てた，もしくは途中で修正した目的をきちんと達成できているかを確認します．達成していない場合には目的が妥当でなかったか，処置が適切ではなかった可能性があり，何か悪かったのか検討します．

さいごに

ここまで読んでいただき，医療従事者なら対患者，対家族などでトレーニングを積み，日々実践している診療にどれも関連する話題ではないか，とお感じになった方もおられると思います．職場における人との問題の発生を予防すること，もしくは発生したとしても問題を巧みに処理し，気持ちよく働ける職場にすることに対して，自分のもっている診療能力をどう生かしていけるのか，本稿の内容が考えるきっかけになれば幸いです．

◆文献

1）Framework for Action on Interprofessional Education & Collaborative Practice. World Health Organization, 2010：http://www.who.int/hrh/resources/framework_action/en/（2016年5月閲覧）
2）多職種連携コンピテンシー開発チーム．医療保健福祉分野の多職種連携コンピテンシー第1版, 2016：http://www.hosp.tsukuba.ac.jp/mirai_iryo/pdf/Interprofessional_Competency_in_Japan_ver15.pdf（2016年5月閲覧）
3）「TWI活用の手引き 人の扱い方 監督者訓練技法の自習と活用のために」(厚生労働省職業能力開発局/監), 雇用問題研究会, 2012
4）前野哲博, 稲葉めぐみ：特集 医療現場の人材養成 多職種チームで活躍できる人材養成を目指して－筑波大学附属病院の取り組み－．産業訓練, 14：5-14, 2013

（吉本　尚）

知識編
第2章 人に教え，人と接する

4 コンフリクトマネジメント
〜コンフリクトを，医療チームの成果を高める推進力にしよう〜

はじめに

「コンフリクト」（闘争・葛藤）のような，人と人との間の問題に取り組むのは，なかなか骨の折れる仕事です．特に医療専門職にとって，病棟マネジメントや人材管理という仕事は，「やらされ感」の高い最も面倒なものの1つではないでしょうか．できればそうした仕事とはかかわりたくないと思われる方もあるでしょうが，突然医長になったり，主任になったり，看護師長になったりと，マネジメントされる側からする側に変わることはよくある話です．しかしその立場になったからといって，自然とマネジメントができるようになるわけではありません．準備状況が整わないままマネジメントを任されれば，その方自身も，周りの方も混乱し，仕事もうまく進まないことがあります（あなたも，そうした上司で困った経験はありませんか？）．

そこで，本稿ではこの最も面倒な仕事の1つであるコンフリクトマネジメントについてとり上げます．具体的には，コンフリクトへの対処のスタイルについてご紹介しながら，事例について考えていただくことで，①コンフリクト対処のくせに気づく，②コンフリクトが起きたときに適切な対処を選べるようになる，ということをめざします．

1. コンフリクトとは何でしょうか？

「コンフリクト」と聞いて，あなたが思い浮かべる状況はどんなものでしょうか？辞書を引くと，「対立，軋轢，衝突，戦闘」などの言葉が出て

きます．また，「コンフリクト（対立，軋轢）とは，相反する意見，態度，要求などが存在し，互いに譲らないことで緊張状態が生じることを言う．企業のみならずあらゆる組織，人間関係においてコンフリクトは避けられない」[1]とされています．すでに顕在化している対立とか衝突といったものだけでなく，潜在的なコンフリクト（対人関係のちょっとした心配ごとなど）が起きることもあります．本稿では，**人と人（あるいは人と組織，組織と組織）の間に，何らかの「懸念：concern」がある状態をすべてひっくるめて「コンフリクト」**と定義したいと思います．

コンフリクトはあらゆるところで起きます．対人関係で「あれ困ったぞ，どうしよう?!」と思ったり，イラッとしたりということは，家庭でも職場でも，そして今やツイッターやフェイスブックといった仮想空間でも頻繁に起きています．

例えば図1のような事例です．あなたの周りでも，こんなコンフリクトが起きていませんか？誤解や意見・立場の違い，目的の違いや（利用できる）資源が限られるために，コンフリクトはどこででも起きるのです．

1）コンフリクトは悪いことなのでしょうか？

和をもって貴しとなす日本人にとっては，このコンフリクトは悪いこと

対人関係で「あれ困ったぞ，どうしよう?!」と思ったり，
イラッとしたここ1カ月のケースをあげてください

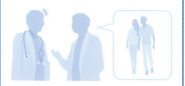

職場で……
・新しく来たレジデントに，当直表を渡したところ，「先生，僕日曜日はデートなので，当直できません」と言われた．仕事よりデートなの?!

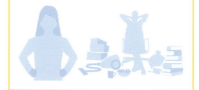

家庭で……
・休日出勤の朝，夫に掃除しておくよう頼んで出かけたのに，帰ってみると部屋は散らかりっぱなしだった．もう，いいかげんにして!!

図1 どんなコンフリクトを経験しましたか？

のようにみえますが，本当にそうなのでしょうか？研究が進むにつれ，組織におけるコンフリクトは，「破壊的なもの」とする見方から，「組織目標に役立つもの」へと変化し，「有益なもの」として捉え戦略的に活用することが推奨されるようになってきました[2]．うまくマネジメントできれば，成果を高める推進力となりうる，と捉えられるわけです．

　一方で，コンフリクトの扱い方が悪ければ，以下のような私たちがしばしば経験する事態：いやな気持になる，非効率なコミュニケーションが増える，誤った情報が伝わる（→正しい意思決定が阻害される）などなどが起こり，組織間の対立が深まったり，人間関係が悪くなったりします．対立が深まるにつれ，最初の原因とは関係ないものが原因に追加され，放っておくとどんどんエスカレートして問題は複雑化していきかねません．つまりコンフリクトには，扱い方が悪いと生じる深刻なマイナス面もあるわけです．

　コンフリクトはあらゆるところで起こっているわけですから，患者さんの命をあずかる医療現場において，コンフリクトにいかにうまく対処するかは医療安全にもつながる重大な課題です．そこで，「コンフリクトが起きるのは自然なこと」と捉え，「起きていることを認識して適切に対処する」ことを，この稿のキーノートとしたいと思います．

2) ウォーミングアップ―コンフリクトへの対処をイメージしてみましょう

　コンフリクトマネジメントは，理屈がわかればそれでうまくできるというものではなく，実践を通して磨かれるものです．今回は紙面というバーチャルな空間でコンフリクト場面への対処を経験し，それをもとにご自身の対処法について考えていただきたいと思います．

　あなたが「内科医長」になったと思って，以下の事例をご自分の普段のコンフリクトへの対処スタイルを思い起こしながら読んでください．

【事例】
　あなたはある病院の内科医長です．このところ病床稼働率が低いので，何とかして患者をもっと入院させたいと思っています．
　緊急度は高くはないものの，入院治療が必要な患者が2名いたこと

から，病棟で看護師長に来週から入院をさせたい旨伝えたところ，「今月は，病気休暇をとる看護師がいるし，欠員になっている看護助手の手当てもついていないので，これ以上入院は増やせません」と言われました．

さて，あなた（内科医長）はこの後どのように師長に返事をしますか？

そして，具体的なセリフとその言い方や言うときの態度について，以下の例のような形でメモしておいてください．

【メモ（例）】
具体的なセリフ：

言い方や態度：

性格，感情，思考パターンなどは人それぞれ違います．そうした多様性が人類の繁栄を支えているともいえますが，この多様性ゆえに人と人が出会うと，いたるところでコンフリクトが発生するわけです．おのずとコンフリクト対処のスタイルも人によって異なってきます．だれもが1つ2つのよく使う対処スタイルがあるといわれています．先ほどの事例でも，あなたが選んだ方法を他の人も選ぶとは限りません．コンフリクトマネジメントの研修会でも，本当に千差万別な対処法が出てきて驚きます（試しに，あなたの周りの方たちに同じ事例について考えてみてもらってください）．対処法に唯一の正解があるわけではなく，（金子みすずさんの詩にもあるように）「みんなちがって，みんないい」のですが，自分と違った対処に対して「えっ，なんでそんな対処をするの？」と感じ，それがまた新たなコンフリクトを生むこともあるのですから，人間って厄介ですね．

それでは，どうすればコンフリクトにうまく対処できるのでしょうか？

2. コンフリクト対処スキルを磨こう！

　まず皆さんにご自身の対処スタイルを知っていただくために，コンフリクト対処の枠組み：米国を中心に広く使われている，K.W.トーマスが提示したコンフリクト対処スタイルの2次元モデル[3,4]をご紹介します．このモデルは，**Assertiveness：自己主張性**（自分の懸念解消への取り組みレベル）を縦軸に，**Cooperativeness：協調性**（相手の懸念解消への取り組みレベル）を横軸にとり，対処スタイルを5つのモード（Competing：説得，Collaborating：協働，Compromising：妥協，Avoiding：回避，Accommodating：順応）に分類するものです（図2）．

　それぞれどのようなモードなのか，メリット・デメリットとあわせて簡単にご紹介します[5,6]．

説得：自己主張性が高く協調性が低いモードです．相手の犠牲のもとに，自分の懸念解消をめざします．うまくいけば自分の思った通りになりますが，はりつめた人間関係が生じる危険性があります．

協働：自己主張性・協調性ともに高いモードです．自分と相手双方の懸念の完全な解消をめざす解決策をとろうとします．質の高い決断が望め

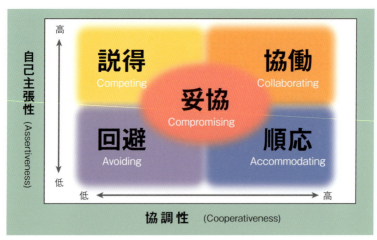

図2 ● トーマスのコンフリクト対処の二次元モデル
文献4を参考に作成

るというメリットがある反面，時間と手間を要し互いの信頼関係も必要になります．

妥協：自己主張性・協調性ともに中程度のモードです．自分と相手双方の懸念を部分的に解消する落としどころを探ります．公平で実用的ですが，互いの懸念が完全には解消されないので次善の策となります．

回避：自己主張性・協調性ともに低いモードです．コンフリクトを避けるか先送りしようとします．どちらの懸念も解消されません．危険を避けたり決定までの時間をかせいだりできますが，互いの関係性の悪化や決断の質の低下はデメリットです．

順応：自己主張性が低く協調性が高いモードです．「説得」と真逆のモードで，相手の懸念解消のために自分（の懸念解消）を犠牲にします．時間をかけずにすみ，相手との関係性構築への効果も期待できますが，相手からの敬意や自分のやる気を失う危険性があります．

このモデルでいわれる5つのスタイルを，私たちは時と場合，相手，コンフリクトの原因などにより使い分けていると考えられます．

それぞれのモードの対処の例を図3にあげます．

1）自分の対処モードを知ろう

先ほどの内科医長が患者を入院させたい事例でのあなたの対処を思い出してください．それはどのモードを使った対処だったか，また，他のモードで対処するとどうなるか，考えてみてください．

最初に選んだモードは，いくつものやり方があるなかからその対処法を自然に選んだのですから，あなたが自然に使えるコンフリクト対処モードの1つということです．他にもすぐにセリフを思いついたモードがあれば，それもあなたがうまく使えるモードです．逆に，うまく思いつかないとか，思いついても使いたくないと感じたモードがあれば，そちらは普段あまり使っていない，あるいは使っているつもりで使えていない，ことによると使うことのできないモードである可能性があります．それぞれのモードでの対処例を表に示しますので，ご自分の考えた対処と見比べてみてください．

説得 Competing
- ある決断に従うようにしたり，命令する
「君には申し訳ないが，これは病院としての決定事項だ」
- 自分のデータに適合する結論を訴える
「本院の収益は確実に降下している．目標の再計画の必要がある」
- 強行な交渉
「研究所としては5人以上の採用はできない．それがいやなら君のプロジェクトの採用はなしだ」

協働 Collaborating
- Win-Winの解決策を通じて双方の利を調整する
「貴院では事業Aの資金を行政に提供してほしいとのことですが，われわれには事業Bが必要なのです．どうしたら両方可能か話し合いましょう」
- よりきめ細かい理解をもたらす知識を組合わせる
「あなたは○○さんの技術を評価しているけれど，私は彼女の対人能力に疑問をもっている．どちらも真実だと思う．もし彼女が対人スキルを向上させたら，高い可能性を秘めていると思うけれど，どう？」

妥協 Compromising
- 柔軟な交渉
「いただいたお菓子の取り合いはやめて，等分に1/8ずつ食べようよ」
- 順番にする
「今週は私が休日当直をして，来週はあなたが当直というのはどうかしら？」
- 結論を調整する
「あなたは部下がすばらしいと思っているけど，私は平均的だと思う．彼は平均よりすこしだけ優れているという評価ではどうかしら？」

回避 Avoiding
- 問題と思う人たちを避ける
「もし○○さんから電話がきても，私はいないと言ってね」
- 重要でない，複雑な，危険な問題を回避する
「さぁ，どうでしょう……次の議題は何でしたか」
- 話し合いを先延ばしにする
「それでは事務局にも確認して，来週以降またご連絡します」

順応 Accommodating
- 他者の支援のための便宜を図る
「あなたにとって重要なのですね，わかりましたOKです」
- 説得される
「そうとは気がつきませんでした．なるほどそのやり方にしましょう」
- 権威・権限に従う
「(本当はそう思えないが)院長の決定でいいと思います」
- 他者の専門知識に従う
「あなたが専門家なんだから，その判断を信じるわ」
- 危険な人をなだめる
「まあまあ，落ち着いて」

図3● 対処モードごとのコンフリクト対処の例
文献6より改変して転載

表 ● 各モードでの内科医長の対処の例

対処モード	このモードを使った事例への対処（セリフ・言い方・態度）
説得	「ともかく2名入れてくれればいいのです．よろしく」（1歩も引かない気迫で，決然と言う）
協働	「どうしたら入れられるか，知恵を貸してもらえるかな．病棟のみんなも困らない形で入院させられる方法を，一緒に考えてみようよ」（オープンマインドな雰囲気で，活気をもってフレンドリーに話す）
妥協	「じゃあ，来週1人だけ入院させる，ということでどうかな？」（笑顔で，優しく語りかけるように）
回避	「でもどうかな～今月ダメだとさ……あっ，会議の時間だ．じゃあ，あとよろしくね～」（追いかける声を制して，さっとその場を去る）
順応	「そうなんだ，それならこれ以上入院させられないね．わかった，ありがとう」（不快感は表に出さずに，控えめなトーンで話す）

2）他の対処モードを学ぼう

　さてここで，あなたの対処法について振り返ってみましょう．

　あなたの返事を聞いた看護師長はどう思ったでしょう？ またその対処について病棟のスタッフはどう感じたでしょう？ 入院患者さんは？ 経営者である理事長はどう思うでしょう？ そうした周囲（医療チーム）の反応や感情，その後の仕事への影響は，ちょっとした状況の違いで大きく異なってきます．そのモードのメリット・デメリットも考えあわせていくと，もしかするとあなたが普段あまり使っていないモードに，もっと適切な対処法があるかもしれません．

　ある対処モードを，**「今は使わないと選択する」のと「使えないから選ばない」のは全くの別物**です．医療チームのリーダーがより質の高い医療をめざすのなら，その場その場で最良のコンフリクトへの対処モードを選択できるよう，**すべてのモードを使いこなせる準備をしておく必要がある**のです．

　日頃使っていない対処モードを自分で生み出すのは難しいので，ここは周りの人のやり方を参考にするのが得策です．そのモードをうまく使っていると思う人を思い浮かべて，その方になったつもりで対処を考える，あるいは，その方に対処法を相談してみるのもよい方法です．まずは**身近な人から学びましょう．**

対処モードがわかってきたら，それぞれのモードをあなたが適切と思う場面で使ってみてください．コンフリクトマネジメントのスキルは，実践なくしては磨かれません．そうして自分がよく使う対処以外のモードも自在に使えるようになれば，そのときの状況に一番合った対処モードを選択できます．そのようにうまく対処できるようになれば，もうコンフリクトはあなたにとって悪いことではなく，成果を高める推進力となるのです．

3. コンフリクト対処のタイミングや対処のコツについて

コンフリクトに出会ったときよく使う対処モードが，人それぞれ違うということをお話しましたが，じつはコンフリクトを予感したり起きたことを感じたりするタイミングや，対処すべきときを決断するタイミングも人によって異なっています．例えば，周囲が何か対処すべきと思う場面で，あなたは問題に気づいておらず，周りから「どうして対処してくれないのだろう？」と思われることもあるわけです．このことがさらにコンフリクトを深刻化させることもありえます．

コンフリクトが起きている場面では，互いに考えていることや目的が異なるのですから，自分が思ったようにはなかなか対処を進めることができません．どの対処法にも（特に自己主張性の高いモードには），それを効果的に使うコツがありますが，紙幅の都合からここでは詳述いたしません．

参考文献の7～9は読みやすくまとまった書籍ですので，前述のようなことに関心がある方にはお薦めします．機会があればお手にとってみてください．

おわりに

最後に2つの言葉をコンフリクトに対処する際の心構えとしてご紹介したいと思います．

1つめは，パナソニックの創業者である松下幸之助さんの「経営の機微」

について，大前研一さんがまとめられた言葉です．「**守るべきときは引くことも辞さず，進むべきときは努力を惜しまず，攻めるべきときは一気に攻める**」[7]．これを，守るべきとき：「回避」「順応」「妥協」モードで対処するとき，進むべきとき：「協働」モードで対処するとき，攻めるべきとき：「説得」モードで対処するとき，と読み替えると，各対処モードを使う際の心構えとして，実にピタッとくる言葉だと私は感じています．

もう1つは日本のことわざ，「**押してダメなら，引いてみな**」です．自分の考えをいったん手放して，引いて相手の目的をみつめることで，解決の糸口につながることもあります．自己主張性の高いモードでうまくいかないときは，低いモードに切り替える機転も必要ということでしょう．

昔から人はコンフリクトマネジメントに悩んで，うまくやるコツを伝授する言葉を私たちに残してくれたのではないでしょうか．先人の苦心の結晶でもあるこうした言葉も頭の隅におきつつ，日々のコンフリクトに対処してみてください．*Best wishes!*

◆ 文献

1) グロービス経営大学院：人・組織―個人と集団の行動．「グロービスMBAマネジメント・ブック【改訂3版】」：194-203，ダイヤモンド社，2008
2) 高橋正泰：組織コンフリクトの源泉と発言過程―コンフリクト・マネジメント論形成のために―，明治大学大学院紀要 経営学篇 第19集：73-85,1982
3) Kenneth W. Thomas: Making Conflict Management a Strategic Advantage, CPP WHITE PAPER, 2009（https://www.cpp.com/pdfs/conflict_whitepaper.pdf，2016年5月閲覧）
4) Kenneth W. Thomas: Conflict and conflict management: Reflections and update, Journal of Organizational Behavior, 13（3）：265-274. John Wiley & Sons Ltd, 1992
5) Kenneth W. Thomas and Ralph H. Kilmann：An Overview of the Thomas-Kilmann Conflict Mode Instrument（TKI），Kilmann Diagnostics Website, 2009
（http://www.kilmanndiagnostics.com/overview-thomas-kilmann-conflict-mode-instrument-tki，2016年5月閲覧）
6)「コンフリクトマネジメント入門―TKIを用いたパフォーマンス向上ガイダンス」（ケネス W. トーマス/著，園田由紀/訳），JPP株式会社，2015
7)「ザ・プロフェッショナル」（大前研一/著），ダイヤモンド社，2009
8)『ハーバード流交渉術 必ず「望む結果」を引き出せる！』（ロジャー・フィッシャー，ウィリアム・ユーリー/著，岩瀬大輔/訳），三笠書房，2011
9)「ハーバード×MIT流 世界最強の交渉術-信頼関係を壊さずに最大の成果を得る6原則」（ローレンス・サスキンド/著，有賀裕子/訳），ダイヤモンド社，2015

（稲葉めぐみ）

知識編

第3章 チームを形成し，前に進む

1 業務改善のしかた

はじめに

　わが国の医療現場は，医療者である皆さんの献身的，過酷な労働に支えられています．医療提供体制の達成度（health systems performance）はWHO加盟国中トップ10に入る[1]にもかかわらず，それを実現する医療資源は，GDPに占める医療費の割合8.0%とOECD加盟国平均8.9%を下回ります．医師数はOECD平均10万人あたり310人に対して，日本は206人で，筆者が住む茨城県は146人と半分になります．各国の医師の労働時間が週50時間前後に対して，日本の60歳以下の医師の労働時間は週60時間，30歳以下では70時間を超えます[2]．

　このような状況のなか，われわれ医療者は，生産業のような管理体制がなくシステム上の問題が山積みである現場で，スポーツや音楽では当たり前に行われている基礎練習もそこそこに，少ない人手で高いクオリティのサービスを提供しようと一生懸命働いています．

　何かうまくいっていないなぁ，やりにくい，手間がかかる，骨がおれる，馴染まない，そんな違和感を大事にして，業務のやり方に焦点をあててみましょう．もしも無駄をなくして効率が上がれば，仕事が早く終わり，ワークライフバランスを保てます．工程がシンプルになれば，ミスが減り，検査・治療が早く安全に行われます．

　Work smarter, not harder. It's better to be wise than vigorous.

　精神論で頑張って，体を速く動かして作業を急ぎ，押し寄せる仕事をこなすことはもうやめましょう．効率化を推進するしくみをとり入れ，業務

のやり方そのものをカイゼン*して，より安全に，より効率的に仕事をしましょう．結果，われわれの目標である「患者さんの病気を治すこと」にもよい影響を与えます．

> *カイゼン（KAIZEN）の定義：マネージャーとワーカーの両方を含む全員参加の継続的なimprovement

> トライ1：皆さんが日々働く現場で，困っている事例を5個以上あげてみよう．

代表的な業務改善スキルとして，**TWI（Training Within Industry）** が有名です．TWIとは，企業内の監督者訓練コースとして1940年代にアメリカで開発された訓練プログラムのことで，戦後の早い時期に日本へ導入され，トヨタをはじめとする産業界の発展に大きな貢献を果たしてきました．TWIでは，部下をもつマネージャーには2つの知識（仕事の知識，職責の知識）と4つの技能（教える，改善する，人を扱う，安全作業）が必要とされ，その技能に対応する4つのコースが日本産業訓練協会によって整備されています[3]．

既存のTWIでは，医療現場への適応が困難な点も見受けられたことから，われわれ筑波大学のグループでは，現在TWI医療版である**TEAMS (Training for Effective & efficient Action in Medical Service)** の開発を行っています．今回は，TWI-JM（Job Methods，改善のしかた）を参考にしたTEAMS-BP（Better Process）を紹介します．

このスキルを使って，一緒にカイゼンしてみましょう．

1. TWIと作業分解シート 〜作業分解シートによる業務改善のねらい〜

TEAMS-BPでは，業務改善を検討するのに作業分解シートを用います．この作業の目的は，**現存のマンパワー，設備，機材を有効に使うことによっ**

て，質の高い医療サービスを効率よく安全に提供するのに役立つ実際的な方法を考えることです．

　これは，大がかりな設備投資，配置換えをめざすものではなく，身近にある労力・設備・機材を活用して，労力や資材の無駄を省いて，作業を安全，効率的，経済的に行うことです．

　シートは4段階に分かれており（表1），常にこの順序で議論することで，漏れなく効果的な改善が可能となります．

　それでは詳しい内容をみていきましょう．

　図に筆者が作成した作業分解シートの一例を掲載しています（図）．以後の進行では，シートの説明を読んだ後，段階ごとに色分けされたシートも確認してください．なお，作業分解シートは下記よりダウンロード可能です．段階ごとに課題を設定してるので，皆さんも一緒にシートを作成してみましょう．

> http://www.hosp.tsukuba.ac.jp/team_iryo/e-team/hel_e_content/「業務の改善の仕方」作業分解シート/?pid=280
> （筑波大学eラーニングのページよりダウンロードできます，2016年5月閲覧）

2. 第1段階：作業を分解する

　現在やっている作業のありのままの姿を，正確に完全に記録して，その作業に関連のあるすべての事実をつかみます．実際の現場で，作業を直接見ながらつくるのが望ましいです．そうすることで，無意識にやっている

表1 ● 作業分解シートの4段階

第1段階	作業を分解する	（現状をすべて把握する）
第2段階	細目ごとに自問する	（現状のプロセスを分析する）
第3段階	新方法に展開する	（改善策を開発する）
第4段階	新方法を実施する	（実行に移す）

ことでも気づくことができます．

　作業分解シート（図）の第1段階の項目には「現在行われている方法の細目」と，「問題点」の欄があります．細目とは，実際にやっている動作1つ1つのことを指します．すべての作業が細目の対象となります．例えば「点滴の準備」について改善する場合，「運搬作業」「手作業」が細目としてあげられます．

例）点滴の準備
　　　運搬作業：点滴ボトルや輸液ラインの運搬
　　　手作業：並べる，つなげる，名前を書く

　この段階では，どこに改善のきっかけがあるのかはわかりませんので，現場で常識になっていることであっても，すべて記述します．

　「問題点」には，手間，無駄，安全面，かかる時間など作業を理解するために役立つ情報なら，何を記載してもよいです．

> 【実例】
> 　救急外来へ発症3時間以内の脳梗塞患者が搬送されると，血栓溶解療法の適応となる．発症から投与までに時間制約があり，すべての作業を迅速に行わなければならない．その作業がうまくいかず，投与に時間がかかってしまっていた．作業分解シートを用いて，業務改善を行った．

　図の第1段階（緑色の部分）に本実例の細目と問題点を記入しています．この作成には，実際に作業を行った同僚から話を聞きながら，1時間程度を要しました．作業内容にもよりますが，おおよそ15分から1時間程度で作成可能です．

　　トライ2：トライ1であげた問題点を含む事例を1つ選び，第1段階
　　　　　　をやってみよう．現在行われている細目を正確に漏れなく記
　　　　　　述しよう．実際にシートをつくり，実践を通して学ぼう．

作業名	脳梗塞の血栓溶解療法
メンバー	鈴木、佐藤（仮名）
部門	医局

改善のねらい：
脳梗塞発症3時間以内に血栓溶解療法を開始する。
来院から1時間で開始を目標に改善を図る

No.	第1段階 現在行われている方法の細目	問題点	第2段階 要・不要	場所	時期	担当者	方法	着想	第3段階 取り去る	結合する	組み替える	改善する
1	救急PHSをもって待機											
2	事務当直より救急隊の受入要請											
3	初診でなければ、ID・名前を確認し、電子カルテを開く	当直室にパソコンがない	○					細かい情報は後でよい	○			
4	救急隊と直接やりとり、年齢・Af・HT・DM・脳梗塞の既往などを確認し、急性発症の構音障害や片麻痺があれば、TPA考慮	開始までのトータルの準備時間、当院着から最短でどのくらいで開始できるかがわからない					○	救急隊からの情報は最小限で受け入れたい				
5	発症時間の確認. 当院までの搬送時間の確認											
6	採血とラインの準備											
7	救急車が到着する	事前に関係各所に連絡をしていない										
8	バイタル確認、SMBG、ライン確保しながら採血し神経所見	動脈採血は避ける。神経所見はNIHSSスコアでとる										
9	事務からIDができてきたら検査オーダーをする	出すオーダーはすでに決まっている		○				なるべく早くIDがほしい			○	
10	心電図検査を依頼する	ECGは後でもよい				○		ECGは後で			○	
11	頭部CTをオーダーする	脳梗塞CTで				○		第一報を早く			○	
12	NIHSSスコアリングを施行し、神経内科Drにコンサルト						○	NIHSSスコアに不慣れ				○
13	データを確認し、チェックリストで禁忌事項がないことを確認	当直医が慣れていないことも多い、当直医がその患者にかかりきりになってしまう										
14	ご家族から承認がもらえれば同意書にサインの上tPA投与をオーダーする	同意書のフォーマットがない					○	定型書式が必要				
15	薬剤部にオーダーする	投与方法が、体重別でわかりにくい、薬剤師は調合しない				○		薬剤部への第一報は早く				
16	tPA薬剤の用意ができる	看護師の調製が不慣れ			○			薬剤師は調製できないか				○
17	tPA薬剤の投与	不安				○		ダブルチェック				○
18	ICUへ入院依頼の連絡	連絡が遅いか				○		第一報は早く			○	
19	ICUへ入院	ICUでの指示がわからない										

第4段階		
上司へ承認が必要な事項		
当部署メンバーへの課題・必要物品等	NIHSSスコアをとれる. tPAの流れを知っている. すべての部署に早めの一報. 事務に応需の連絡を入れる. 心電図オーダーは遅らせる. MRIの適応を厳選する. 必要書類を事前把握する.	
他部署へ要望・承認が必要な事項	tPA製剤の講習会を開催し、薬剤に慣れる	
新方法実施予定日		

図● 作業分解シートの1例

第3段階

No.	新しい方法の細目	関連部署
1	神経オンコールを確認しておく	
2	救急PHSをもって待機する	
3	事務当直より救急車の搬送依頼	事務4
4	救急隊より、年齢、性別、症状、バイタルを聞いて受け入れる	
5	脳梗塞が疑わしければ発症時刻を確認し、tPA適応か判断する	
6	事務へ受入連絡と、IDの事前作成を依頼する	事務5
7	看護師、研修医へtPA適応症例であることを連絡	Ns2
8	薬剤、検査部、放射線部、ICUへtPA適応症例であることを連絡	放射1 薬剤3 検査1 ICU1
9	(時刻によりオンコールへ第一報)	
10	採血、CT、Xp、点滴のオーダー入力	
11	NIHSSスコアシートとチェックリストを用意	
12	患者が到着する	
13	ABCを確認し、ルート確保と採血を施行する。血圧は左右で測定	
14	発症時刻を再度確認し、NIHSSスコアと血糖確認、体重の確認	
15	放射線部へCTを依頼する	放射4
16	頭部CTで脳出血を除外し、Xp撮影	
17	頭部MRIの用意を看護師、技師へ再度連絡する	放射11
18	医師、看護師でMRIへ移動する	
19	手が空いた医師が家族より情報聴取	
20	MRI室でDWIにて脳梗塞の診断	
21	薬剤部にtPA薬剤の用意を指示し、体重を伝える	薬剤7
22	MRI室よりERへ戻る	
23	NIHSSスコアを再検し、改善がないことを確認	
24	技師よりデータ出力の報告あり、確認	検査22
25	チェックリストで適応か再度判断	
26	tPA適応症例であることをオンコールに連絡、画像の読影を依頼	
27	患者家族から同意書に同意を得る	
28	心電図を依頼する	
29	グルドパの調製を看護師へ依頼	
30	ERにてグルドパ投与を指示し医師、Nsのダブルチェックのうえで開始	Ns13
31	患者をICUへ搬送する	

第3章 1 ■ 業務改善のしかた

3. 第2段階：細目ごとに自問する

　　ここからは複数人のチームでシートを検討します．第2段階では個々の細目を評価していきます．

　　慣れ親しんだやり方を変えようというのですから，そこには新しいものを生み出す想像力が必要になります．**できれば，チームには他部署のメンバーを加えて議論しましょう**．筆者もやってみて気づいたのですが，自分たちが日々何気なくこなしている作業が，第三者から見たら違和感の塊だったりします．新しい視点を加えることで，素晴らしいアイデアが生まれるかもしれません．

　　この第2段階では，6つの自問5W＆1Hと追加自問によって評価をしていきます（表2）．

　　6つの自問をしながら，着想（アイデア）を記入していきます．この順序通りに考えることが大切です．作業分解シート（図）ではWhyとWhatを1つにまとめています．

　　まず，**「Whyなぜそれは必要か？」「Whatその目的は何か？」が最も大切です**．目的が明確でなければ何のために業務を見直すのかわからないし，必要でなければそもそも実施する必要がありません．この質問は，細目の要・不要を決め，改善の目的を明らかにする重要な問いです．

　　「Where どこで？」「When いつ？」「Who 誰が？」と自問を続けて，最後に「Howどんな方法がベストか？」を問います．Howは，その細目に

表2 ● 細目ごとに自問する

Why	：なぜそれは必要か（要・不要）
What	：その目的は何か（要・不要）
Where	：どこでするのがよいか（場所）
When	：いつするのがよいか（時期）
Who	：誰が最も適しているのか（担当者）
How	：どんな方法がよいか（方法）
同時に次の事項について自問する	
・資材，機器，設備，配置，動作，安全，整理整頓	
・組織の理念，標準的な医療，患者さんの視点	

表3 ● 9項目の自問の仕方

1. 物品	もっとよい，安い，手に入れやすい物品を使えないか
2. 機器	たまにしか使わない高価なものはないか
3. 設備	適切な設備が利用できないか
4. 配置	移動距離は最小限か．通路の幅は十分か
5. 動作	すべてのものは適当な動作範囲にあるか
6. 安全	作業は楽であり，しかも安全か
7. 整理整頓	場所の整頓ができているか 必要なものは正しい場所にあるか
8. 標準的な医療	標準的な医療に則っているか
9. 患者さんの視点	患者さんの視点に立っているか

目的があり，どこでいつ誰が行うかを考えた後に，改善が実際に必要であることを示すものです．問題意識をもって，この順序で自問していけば，必ず改善のアイデアが見つかります．自問をするときに，安易な現状肯定の態度や先入観は捨てましょう．

さらに，何か大切なことはないかと表3について自問します．

一方で，こうした順序とは無関係にぽっと着想が浮かぶこともあります．放っておくとすぐに頭から消えてしまいます．余白にでもすかさず書いておきましょう．こういうすぐ浮かんですぐ消えるアイディアこそ，宝だったりします．

図の第2段階（赤色の部分）で，それぞれ自問した結果，着想のあった項目にチェックを入れ（○を記入），その着想を記入しています．本シートのNo.3とNo.9を例に自問のしかたを下記に示します．

> **【自問のしかた例】**
> ● No.3：初診でなければ，ID・名前を確認し，電子カルテを開く
> [Why/What] なぜそれは必要か？
> → 早めに患者情報を知りたいという思いから行っていたが，その結果で受け入れを断ることはない．よって不要．
> ⇒ 着想の欄に「細かい情報は後でよい」と書き，「要・不要」の欄にチェックを入れた．

● **No.9：事務からIDができてきたら検査オーダーをする**

[Why/What] なぜそれは必要か？
→ オーダーを出すにはIDが必要．オーダー入力は診療に必要．
[Where] どこでなされるべきか？
→ オーダーは診療室で出す．
[When] いつなされるべきか？
→ ID作成はすべてのオーダーのはじまりであり，なるべく早く行いたい．
⇒ 着想の欄に「なるべく早くIDがほしい」と書き，「時期」の欄にチェックを入れた．

> トライ3：第1段階で作成した作業分解シートを用意して，細目ごとに5W&1Hの自問をしていこう．自問しながら着想を記載し，その着想を得た質問にチェックを入れる．当たり前だからと自問を流してはいけない．できればほかのメンバーとともに自問しよう．第1段階ができていれば，ここからは実際の作業を知らない他部署のメンバーでも参加可能だ．

　筆者の場合，問題点が見つかると，すぐに対処法に移ってしまうことが多くありました．皆さんは，このように最初から最後まで徹底して**分析のみを行う**ことはあったでしょうか．思いつくごとに1つ1つのアイデアをバラバラに行動へ移すよりも，**まず全体を俯瞰することで**，より効果の高い新しいアイデアが浮かぶでしょう．

4．第3段階：新方法に展開する

1）第3段階での基本の考え方

　第1段階で，現在行っている作業を把握しました．第2段階では，5W＆1Hを使って分析をしました．第3段階で，ようやく今まで出してきたアイ

表4 ● 新方法に展開する

・ECRS： 　Eliminate（取り去る），Combine（結合する）， 　Rearrange（組み替える），Simplify（改善する）
・多職種を含めたチームで話し合う
・新方法の細目を記録する

ディアを**実行可能な開発プランにまとめます**．

　第2段階のそれぞれの自問・着想に対して，表4に示した手順で改善策を検討していきます．まずは下記に示すようにECRSに基づいて検討します．

① **Eliminate（とり去る）**：Why，Whatへの答え（着想）から，不要な細目をとり去ることができれば，労力や，ときに設備・物品の無駄を減らすことができます．
② **Combine（結合する）**：Where，When，Whoへの答えから，結合するか同時に行えれば，所要時間の短縮が図れます．
③ **Rearrange（組み替える）**：同じくWhere，When，Whoへの答えから，よい順序に組み替えることができます．多職種がかかわる業務であれば，第2段階で述べたように，ほかの部署の効率を上げるために順序を替えることも考えます．
④ **Simplify（改善する）**：Howへの答えから，もっとやりやすく安全に，しかも仕事の質をよくするために例えば以下のことを行います．
　・資材，器具および設備を適切な動作範囲の最もよい位置に置く
　・事前の講習会やシミュレーション教育でその細目への理解を深めておく
　・新たなデバイスやシステムの導入を検討する

■ **No involvement, no commitment**

　他人の力も借りて考えましょう．部下，同僚，上司，他職種，多業種などあらゆる人たちの力を借りることで，よいアイディアがもらえます．実

際に作業を行う部下にも業務改善に参加してもらうことで，新方法ができあがった際に，彼らが新しい方法を試す動機づけにもつながります．

図の第3段階（青色の部分）では第2段階をふまえECRSをチェックし，「新しい方法の細目」を記入していきます．

> 【作成例】
> ●No.3：初診でなければ，ID・名前を確認し，電子カルテを開く
> 第2段階で要・不要にチェックを入れたため，この項目は削除した．
>
> ●No.9：事務からIDができてきたら検査オーダーをする
> 第2段階で「なるべく早くIDがほしい」と書き，「時期」の欄にチェックを入れた．よって，第3段階では組み替えにチェックを入れて「No.6：事務へ受入連絡と，IDの事前作成を依頼する」と記入した．

2）1つの作業に複数の部署がかかわる場合

紹介した事例には，多くの部署がかかわっていました．すなわち，医局，ICU，ER，検査部，薬剤部，放射線部，事務です．実際には，各部署で1枚ずつ作業分解シートをつくってもらい，第2段階から多職種を交えたチームで検討を行いました．

ほかの部署と関連する細目には，一番右の欄「関連部署」で，ほかのシートとのつながりを確認できるようにしています．

■ 他部署とのかかわりを意識しよう

ある細目がほかの部署にかかわる場合，彼らとの兼ね合いで順序を変えた方がよいこともあります．自分にとっては，ほかと同じ1つの細目にすぎないかもしれませんが，**ある部署にとってはその指示，細目が作業のはじまりになるかもしれません**．

本事例では検査をすることが確定した段階で各部署へ連絡がいっていました．多職種を交えた議論のなかで，もっと早く予測で検査連絡がくれば，検査へ向けた準備ができることが判明しました．

そのため，No.11，No.15，No.18では第2段階の時期の欄にチェック

を入れ，第3段階でNo.8に「薬剤，検査部，放射線部，ICUへtPA適応症例であることを連絡」と記入しました．今回の事例に限らず，医師は患者さんが来る前にある程度の重症度，必要な治療を予測していることが多く，コミュニケーションの観点で，常に意識したい項目でした．

> トライ4：自身の作業分解シートで，第3段階の4項目にチェックを入れながら，チームと改善を議論しよう．そして，新しい方法を記録しよう．

5. 第4段階：新方法を実施する

せっかく第3段階までで素晴らしい改善案を作成しても，実行に移さなければ意味がありません．第4段階は，それを実行するための手続きです．表5にその手続きに必要な手順を示します．

① **新方法を上司に納得させるには**
- 病院で定められた書類を準備して上司の仕事の都合や時機を見計らってよく説明します．
- 試作途上で上司の許可を必要とすることもあります．

② **新方法を部下に納得させるには**
- 新方法ができあがったときや試行してみるときは，常に部下の納得と協力を得ることが大切です．
- 新方法を部下に説明するときは言って聞かせるだけ，やって見せるだけではなく，説明しながら実演し，やらせてみて理解を確認し，さら

表5 ● 新方法を実施する

① 新方法を上司に納得させる
② 新方法を部下に納得させる
③ その方法にかかわる医師・メディカルスタッフに最後の承認を求める
④ 新方法を仕事に移す．次の改善ができるまで用いる
⑤ 他の人の功績を認める

に教えたあとフォローすることで，習う人が作業を正確に，安全に良心的にやる方法をしっかり覚えることができて，短い間に確実な効果を得ることができます（詳細は 知識編 第2章-1を参照）．

③ 関係者の承認を得るには
- 関係部署の承認を得れば，不要なもめごとを防ぐことができます．病院の組織図でどこの承認が必要かをよく考えて承認を求めます
- いつでも正規のルートに従って行います．

④ 新方法を仕事に移すということは
- 前述3項目がすんだら躊躇せずにすぐ新方法を仕事に生かします．

⑤ 他人の功績を認めるということは
- 手伝ってくれた人だけでなく，改善案の作成に貢献してくれた人の功績も認めます．感謝の意を表すことで，次回も協力してくれるでしょう．

以上，4段階で新方法を実行することができました．明日からの業務は，それまでより，安全，効率的なものになっているはずです．表6にこれまで解説したTEAMS-BPについてまとめていますので必要なときに参照してください．

この作業は，これで終わりですが，はじまりでもあります．新しい方法を実施していくなかで，また「うまくいかないなぁ」と感じることがあるはずです．そのときは，新方法を第1段階として，新たなシートを作成しましょう．

さあ，今日からカイゼンをはじめましょう！

おわりに

作業分解シートのよさは，手順通りにやれば誰でも効果的な検討ができることです．はじめは，その業務改善の責任者で第1段階を作成することと思います．そのうち各個人の問題意識から第1段階シートがつくられるようになってもらえたら嬉しいです．筆者もめざすところです．

表6 業務の改善の仕方(TEAMS-BP)

現在の物品,機器,設備,マンパワーを最も有効に使うことによって,質の高い医療サービスを効率よく提供するのに役立つ実際的方法

第1段階:作業を分解する

1. 作業1つ1つについて,現在行われている方法をそのまま記録する
2. 作業の**全細目**について,できるだけ詳しく**具体的に言語化**する

第2段階:細目ごとに自問する

1. 次の自問をする
   - なぜ？:本当に**必要**か？
   - なに？:その**目的**は何か？
   - どこ？:最適な実施**場所**は？
   - いつ？:最適な実施**時期**は？
   - だれ？:最適な**人材**(職種,人数)は？
   - もっとよい**方法**はないか？
2. 同時に次について自問する
   物品,機器,設備,配置,動作,安全,整理整頓,標準的な医療,患者さんの視点

第3段階:新方法に展開する

1. 不要な細目を**取り去る**
2. できれば細目を**結合する**
3. 細目をよりよい順序に**組み替える**
4. 細目をより簡単に**する**
   作業をより容易に,安全で質の高いものにするために
   - 物品,機器および設備を**適切な動作範囲の最もよい位置に置く**
   - リスクの発生を**未然に防ぐ**
   - **新たなツール**を利用する
5. 多職種を含めた**チームで話し合う**
6. 新方法の細目を**記録する**

第4段階:新方法を実施する

1. 新方法を上司・同僚・部下に**納得**させる
2. 新方法について,関連する他の職種・部署の**理解と協力**を得る
3. 安全,コスト,各種手続き,医学的事項について関係者に最後の**承認**を求める
4. 新方法を**仕事に移す**.次の改善ができるまで用いる
5. 他人の**功績**は認める

◆ 文献
＊全体を通して，2012年に受講した日本産業訓練協会のTWI研修を参考にした
1）WHO The World health report 2000-Health systems：improving performance：http://www.who.int/whr/2000/en/（2016年5月閲覧）
2）「TWI実践ワークブック」(パトリック・クラウブ，他/著，成沢俊子/訳)，日刊工業新聞社，2013
3）「TWI活用の手引き 改善の仕方」(厚生労働省/監)，雇用問題研究会，1992

（五十野博基）

知識編

第3章 チームを形成し，前に進む

2 チームとは何か

1. チーム医療が求められる背景

　チーム医療が求められるようになった背景には大きく3つあります．1つは，課題の変化です．例えば，高齢化を背景に，治療（cure）だけではなくケア（care）が求められるようになりました．医師単独での意思決定が困難になり，ステークホルダーと協力して複雑な状況に対する解決策を模索しなければならない課題が増えました．2つめは医療における人材不足です．医師にかかる負担を減らし，他職種の力を引き出すことで人的資源の有効活用を図るという意味があります．最後は，医療安全への関心の高まりです．1999年に発生した特定機能病院における患者のとり違え事件をきっかけに，医療機関におけるセクショナリズムによる連携不足が医療事故の一因になるという課題認識が生まれました．

　また，医療現場で用いられる「チーム医療」という言葉の実質的意味合いが変わってきたことも興味深い点です．元来，チーム医療は「医師のオーダーに基づいて，関係する複数のメディカルスタッフが，一連の治療という作業を分断・分担し遂行する医療の形式」[1]という意味で用いられていました．ターニングポイントになったのが，2010年3月19日に厚生労働省により出された「チーム医療推進に関する検討会」の報告資料で提示された定義です．ここでは，「チーム医療とは，多種多様な医療スタッフが，おのおのの高い専門性を前提に，目的と情報を共有し，業務を分担しつつ，互いに連携・補完し合い，患者の状況に対応した医療を提供すること」と定義づけされました．つまり，医師の指示命令によってメンバーが動く組織から，メンバーが主体性をもって連携していく自律型組織に生まれ変わるように促したものです．これはリーダーである医師にも大きな意識転換

を迫ったものともいえるでしょう．

　一方で，現場レベルではチーム医療という言葉はさまざまな定義や文脈で用いられているのが実情です．医療従事者はチームビルディングについて体系的に学ぶ機会が少なく，学生時代の部活動などの自らの体験を寄りどころにしていることも少なくありません．チームづくりには，「こうすればうまくいく」といった絶対的な方法論はありません．試行錯誤しながら進めていくしかないものだと思います．しかし，先人たちが培ってきた原理原則はあります．"マネジメントの父"とよばれる経営学者のドラッカーは，「マネジメント 課題，責任，実践［中］」[2)]のなかで，職能別組織とチーム型組織の違いについて述べています．本稿では，この2つの組織形態の対比（表）を通じて，医療におけるチームビルディングのポイントを述べていきたいと思います．

2. 職能別組織とチーム型組織

1) 職能別組織

　職能別組織とは，特定の職能をもった人が集まり，特定の業務を担う組織形態であり，その本質は**分業**です．分業とは，「ある仕事を要素分解して，特定の作業や行程を分担して行うこと」です．

　1900年代に分業の導入によってイノベーションを起こしたのは，自動車王ヘンリー・フォードです．それまで職人仕事だった自動車の組み立てを，標準化された小さな単位の作業に分割しました．そして，ベルトコンベアを導入し，作業の専門性を高めることで，T型フォードの大量生産を実現させました．

■ **職能別組織のメリットとデメリット**

　分業のメリットは，まず専門分化による学習効果があげられます．特定の人間が決められた工程のみを扱うことで，技術や知識の習熟を早期に図ることが可能です．仕事の範囲や責任の所在も明確になり，管理も比較的容易で，安定性に優れています．

　一方，分業の最大のデメリットは視野が狭まり，局所最適に陥りやすい

表 職能別組織とチーム型組織の比較

職能別組織	チーム型組織
特定の職能をもった人が集まり，特定の業務を担う組織形態．「分業」がキーワード	共通目標に向けて，明確な役割分担をせずに，臨機応変に協力する組織形態．「協働」がキーワード
【分業】 仕事を要素分解して，特定の仕事や行程を役割分担して行う	【協働】 1つの仕事を明確に役割分担せず協力して取り組む
長所 ・学習効果が高い ・仕事の範囲や責任が明確 ・安定性が高い	長所 ・一体感や帰属意識 ・臨機応変の対応 ・イノベーションを起こしやすい
短所 ・局所最適に陥りやすい ・横断的なイノベーションを実行しにくい ・官僚的で柔軟性に欠ける	短所 ・役割分担が不明瞭 ・安定性に欠ける ・メンバーの成熟度が求められる

ことです．その結果，部門内での業務改善にとどまり，組織横断的なイノベーションを実行しにくい組織風土ができていきます．マニュアルが重視されるなど官僚的になりがちで，急激な外部環境変化に柔軟に対応しにくい特徴をもっています．また，情報の流れが垂直方向に流れやすく，水平方向に流れにくい傾向があります．分業においては，部署間の情報など水平方向のやりとりは各部署の連結部分でのみ限定的に行われる傾向にあり

ます．他科コンサルトやオペ室の引き継ぎなどをイメージするとわかりやすいでしょう．そのため，各部署は他部署の現状や，物事の全体像を把握することが困難になります．

現在の中規模以上の病院の多くは職能別組織であり，分業を前提とした組織構造を発展させてきました．診療科も専門領域によって分かれ，診断や治療のプロセスも細分化されています．それぞれの専門職がそれぞれの領域に対応することで，高いレベルでおのおのの役割を果たすことを可能にしています．職能別組織は高度医療を実現させましたが，一方で各部門が連携して治療に当たることが困難になるという弊害を生みました．

職能別組織が機能しやすいのは，自動車の組み立てのように，作業を要素分解しても作業どうしの相互作用が少なく，線形のプロセスで全体が完成するようなタスクです．例えば，白内障手術などの合併症が少ない定型的な手術をイメージするとわかりやすいでしょう．

2) チーム型組織

■ チーム型組織のメリット

チーム型組織のキーワードは**協働**です．例えば火事が起きたときなど，職能別組織における分業では，バケツで水を汲む人，水をかける人など特定の役割を設けて消火活動にあたります．一方，チーム型組織における協働では，臨機応変に，互いの役割を補完しながら協力して消火活動を行います．

チーム型組織の本質は，協働による「**相乗効果（シナジー）**」です．その起源は古く，氷河時代の狩猟はチーム型組織で行われたとされます．狩りの場面ではメンバーがそれぞれ別々の獲物を追うよりも，協力して獲物を追った方が多くの成果をあげることができます．このように**個と個の足し算ではなく，掛け算を通じて，高い成果を生み出すこと**がチームの本質的な価値です．チーム本来の価値が発揮できているかどうかの1つの目安は，メンバーとの話し合いを通して，1人では思いつかなかったような解決策やアイディアを生み出すことができているかということです．

チーム型組織において，1つの目標にともに取り組んで成果をあげることができれば，組織は活性化します．一体感をもたらし帰属意識を高める

ことができます．また有機的なコミュニケーションを通じて，役割を相互に補完することで全体最適を図ることで，状況の変化に臨機応変に対応することにも長けています．新しい手法やアイディアをとり入れたり，イノベーションを起こしやすい組織形態といえます．

■ **チーム型組織のデメリット**

しかし，チーム型組織には，多くのデメリットがあることも知っておかなければなりません．ドラッカーは，「チームは，自由度が高いだけに，自己規律と自己責任がないがしろにされれば失敗する」と述べています．リーダーが常に人間関係やコミュニケーションの質に注意を払い，常にメンバーに対して高い意識をもたせるように働きかけを行う必要があります．リーダーにもメンバーにも高い成熟度が求められる組織形態といえます．また，職能別組織と比較すると指揮命令系統が曖昧で，役割分担が不明瞭であることから責任感が欠如しやすいことも大きな欠点です．キーパーソンの離職などちょっとしたきっかけで人間関係のバランスが崩れることも少なくありません．柔軟性の裏返しですが，職能別組織に比較すると不安定さを内包している組織形態です．

チーム型組織が適しているのは，「複雑性が高く解決に試行錯誤が求められる，ダイナミックに状況が変化する，絶対解がなく関係者の合意形成が求められる」といった課題です．例えば認知症のケアは，患者や家族の価値観によってめざすべきゴールも変わります．多職種がめざすべき方向性を共有し，情報を分かち合いながら，刻々と変化する状況に柔軟に対応していくチーム力が求められます．

おわりに

以上，職能別組織とチーム型組織それぞれにメリット，デメリットがあります．病院の根幹は職能別組織であり，高度な医療を多くの人に提供することを実現させてきました．一方でその弊害である「局所最適」や「硬直化」が目立つようになってきました．これらに対処するためには，新しいリーダーシップスタイルが求められます．また，新しいスキルの開発も

必要になります．それを，知識編 第3章-3で詳しく述べていきたいと思います．

◆ 文献

1) 鷹野和美：患者主体に視座を置く真の「チーム医療論」の展開．広島県立保健福祉大学誌 人間と科学, 3 (1), 2003
2) 「ドラッカー名著集14 マネジメント［中］─課題、責任、実践」(P.F.ドラッカー/著, 上田惇生/訳), ダイヤモンド社, 2008
3) 『いかに「高業績チーム」をつくるか (Harvard business review anthology)』(DIAMONDハーバード・ビジネス・レビュー編集部/編), ダイヤモンド社, 2005
4) 「経営者の役割─その職能と組織」(C. I. バーナード/著, 山本安次郎, 田杉競, 飯野春樹/翻訳), ダイヤモンド社, 1956
5) 「図説ケアチーム」(野中 猛/著), 中央法規出版, 2007

（守屋文貴）

知識編

第3章 チームを形成し，前に進む

3 チーム医療を実現させるためのリーダーシップ

1. 指示命令型リーダーシップと支援型リーダーシップ

知識編 第3章-2で触れたように職能別組織とチーム型組織では異なるリーダーシップを発揮することが求められます．

職能別組織（➡ 知識編 第3章-2参照）においては，指示命令型リーダーシップが有効です．指示命令型リーダーシップにおけるリーダーの役割は，その知識や経験に基づいてリーダー自身が答えを示すことです．一方，チーム型組織（➡ 知識編 第3章-2参照）においては，支援型リーダーシップが求められます．支援型リーダーシップにおけるリーダーの役割は，メンバーが力を発揮する場をつくり，その活動を支援することです．

この稿では，医師が支援型リーダーシップでチームの力を引き出していく際に取り組むべき課題について整理していきたいと思います．

2. チーム型組織におけるリーダーの課題

【チーム型組織におけるリーダーの課題】
1) 目的／目標の共有
2) 全体像の共有と有機的なコミュニケーションインフラの構築
3) 成熟した人間関係の醸成
4) T字型プロフェッショナルの育成

1）目的／目標の共有

■ チーム型組織における目的／目標の共有

　　職能別組織で分業が機能していれば，必ずしも全員が全体の目的や目標を共有している必要はありません．各部署がそれぞれの作業に集中して次の人に引き継げば，全体が完結するよう設計するのが本質です．

　　しかしチーム型組織においては，役割の"相互補完"が求められます．ときには，他者の仕事をサポートするといった自分の役割を限定しない貢献が求められます．したがって，共通目的（何のために行うのか），もしくは共通目標（具体的に何をつくるのか），進め方（物事をどう進めるかルールや共通言語）の共有が重要になります．

　　専門職は，自分の仕事を完璧にしようとすることをめざすことに関心を向けがちですが，リーダーは常に全体目的・目標と関連づけて仕事をするようにメンバーに働きかけなければなりません．チーム型組織においては，メンバーがチームの上位目的に対してどのくらい共感しているかがチームのパフォーマンスに影響を及ぼしやすいのです．例えば，窓口対応をしているスタッフに「自分の仕事は受付だ」だと思わせるのではなく，「自分の仕事は地域医療を守ることだ」という意識づけが重要です．このことが，メンバーの視野を広げ，全体最適を図ろうという意識を高めます．

■ 目的と目標の違い

　　また目的と目標の違いを理解することも重要です．目的とは，「Why（何のために？）」にあたるもので，「最先端の医療を提供する」といった抽象的なものです．目標は，「What（何を）」にあたるもので，「○○という術式の手術を3年以内に100例実践する」といった具体的なものです．

　　ポイントは，**目的と連動した定量的な目標を設定することです**．よくある落とし穴は，どちらかが欠けてしまうことです．目的は意味や意義を示します．そのため，目的に対する共感がなければ，メンバーが意欲をもって物事に取り組みにくくなります．一方，目標は設計図にあたるものです．設計図がなければ，メンバーに協働が生まれにくくなります．登山に例えれば，「なぜ山に登るのか」という目的と，「どの山に登るのか？」という目標を示し続けることがリーダーの最大の仕事なのです．さらに，「どのような目標があれば，チームがまとまるのか？」という視点ももっておくと

よいでしょう．目標は，めざすべきものであると同時に，チームに協働や一体感をもたらすツールでもあるからです．

最後に，目標を立てる際に考慮すべき要素を整理した「SMART ゴール」というフレームワークを紹介します．

【SMARTゴール】
① Specific（具体的であること）
② Measurable（計測可能であること）
③ Achievable（現実的で達成可能であること）
④ Related（目的との関連性があること）
⑤ Time-bound（時間制約があること）

【コラム：3人の石工の話】

ドラッカーは，著書「マネジメント」[1] のなかで3人の石工の話を紹介しています．旅人が，教会づくりに携わる3人の石工に出会います．それぞれに「何をしているのか？」と問いかけます．1人めは，「暮らしを立てている」，2人めは「石切りの最高の仕事をしている」，3人めの男は「教会を建てている」と答えました．ポイントは，3人とも取り組んでいる作業は同じだということです．何のために仕事をしているのか？ という目的意識が異なるのです．ドラッカーは，専門職が「2人めの男」になりやすい傾向を指摘しています．専門職集団のチームビルディングにおいては，常にチーム全体の目的に照らし合わせて，自らの職務を果たすようにリーダーが強い意志をもってメンバーに根気強く働きかけ続けることが必要です．

2) 全体像の共有と有機的なコミュニケーション

職能別組織で分業する際には，全体像の共有は絶対条件ではありません．例えば一般的な画像検査であれば，放射線技師は必ずしもすべての患者情報を把握している必要はありません．求められている撮影を実行するため

の最低限の情報があれば事足ります．

　しかし，チーム型組織における協働では，全体像の共有が非常に重要です．協働の本質は"相互補完"であり，他者の仕事をサポートするといった自分の役割を限定しない貢献が求められます．そのため，業務の全体像を理解していることを求められます．放射線技師も癌の放射線治療などにおいては患者状態を把握し，医師・看護師との情報共有が必要です．

　また，分業におけるコミュニケーションの流れは基本的には一方通行であることが多く，かつ範囲も限定的です．例えば手術室における引き継ぎなどを考えるとわかりやすいと思いますが，情報は工程の上流から下流へと流れ，他部署とコミュニケーションを図る機会は限られます．

　しかし，協働が求められるような不安定で複雑な課題に取り組む際には，コミュニケーションは有機的※であることが求められます．

> **※有機的**
> 　有機体のように多くの部分が集まって1つの全体を構成し，その各部分が密接に結びついて互いに影響を及ぼし合っているさま

　例えば優秀な救急医療チームは，何かトラブルが起こるとアメーバのように柔軟にそのとき必要とされるメンバーが集まることで問題解決などを図ります．

　またそのような有機的なコミュニケーションを実現させるためには，情報共有システムなどのコミュニケーションインフラも不可欠です．病院などでは，そもそも個人のメールアドレスすら与えられていないことも少なくありません．必要なタイミングで必要な人とコミュニケーションを図れるような環境を整備していくこともこれからのリーダーの役割の1つではないでしょうか．

3）成熟した人間関係の醸成

　チーム型組織を機能させるためには，人間関係の醸成が不可欠です．メンバーどうしの相互作用からチーム型組織のメリットである相乗効果（シナジー）が生まれるためです．そのためには，挨拶が交わされる，互いの

名前を知っている，世間話ができるといった基本的な人間関係をつくることは重要です．タテヨコナナメの人間関係を網の目のように張り巡らせておくことは，協働における有機的なコミュニケーションを成立させるための基盤となります．飲み会や勉強会の場を意図的にセッティングしていくことはチームの形成期においては非常に効果的です．

しかし，単なる仲よしグループでは不十分です．率直な意見を述べ合っても，破たんしないような成熟した人間関係が求められます．特に，コンフリクト（葛藤や対立）はチームを進化させるチャンスでもあります（後述の閑話休題「**タックマンモデル**」**参照**）．リーダーには，コンフリクト（意見の対立や葛藤）が起きたときにそれを避けるのではなく，チームの成長へのきっかけと変えていくような姿勢が必要です．

■ フラットなコミュニケーションを阻害する権威勾配

また，医療の特徴の1つは，医師を頂点として**権威勾配**が急であることです．権威勾配とは，航空業界において1975年にElwyn Edwardsによって紹介された概念で，組織におけるポジションパワーの差のことです．権威勾配があると他のスタッフが機長の誤った判断に気づいているのにもかかわらず，発言を控えてしまうために大きな事故につながりやすいといわれます．このように権威勾配はチームに規律をもたらすうえでは有益な点もありますが，協働に求められるようなフラットかつ有機的なコミュニケーションを阻害します．

筆者がかかわる医療機関でも，事務系のスタッフが「どのように医師に伝えるか，伝えるべきかどうか」逡巡している光景をよく目にします．他職種が医師に何かを伝えるということは勇気が必要なことを理解しておかなければなりません．権威のパワーは下位の者は鋭敏に感じますが，上位の者は無自覚になる傾向があります．医師は自らがもつ権威のパワーがチームのコミュニケーションにどのような影響を与えているか自覚していることが重要です．筆者があるマネジメントスキルのセミナーに参加したときに，「リーダーは"ツッコマレビリティー"が重要である」という意見が出たことがあり，とても印象に残っています．完璧なリーダーの下は，部下から率直な意見が出にくいかもしれません．部下からツッコミを入れてもらえるような隙をみせておくことも，権威勾配を緩めるためには重要なこ

とだと思います．

■ **フラットな関係をもたらすグラウンドルールの共有**

　権威勾配を緩める方法としてグラウンドルールの共有は有効です．東京ハートラボという学会では，循環器外科医と循環器内科医を中心とした多職種のクロスラーニングを目的としたウェットラボを定期的に開催しています．そこでは「アホか，と言わない，思わない」というルールがあります．このようなルールが共有されていると，経験の浅いスタッフも発言しやすくなります．また，リーダーもふつうは「○○を知らなかった」などとは言いにくいものですが，このようなルールがあれば自己開示への心理的ハードルは下がります．権威勾配を緩め，ともに学ぶというフラットな関係性に変容しやすくなるのです．

【コラム：タックマンモデル】

　図1は，チームの発達過程を示したタックマンモデルです．心理学者のタックマンはチームは，図1に示すように①形成期，②混乱期，③統一期，④機能期という4つの段階を経て成熟していくとしました．

　タックマンモデルのポイントは，チームの成長には「混乱期」を乗り越えることが欠かせないとしている点です．価値観が異なるメンバーが集まり何かを達成しようとすれば，必ず混乱期（コンフリクト）が生じます．この混乱期をうまく乗り越えることは，さまざまな効用をチームにもたらします．相互理解を深めると同時に，物事をさまざまな角度から捉えることができるようになり意思決定の質も向上します．また方針に対して納得して協力していく前向きな雰囲気も生まれていきます．

　むしろ問題になるのはコンフリクトが顕在化しないことです．コンフリクトをテーブルの上（公式の場）で扱わなければ，テーブルの下（非公式の場）に沈潜します．つまり，派閥が生まれ，互いへの不平不満が休憩室などで話されるようになり，コンフリクトを建設的に解消する機会が失われてしまいます．和を重んじる日本文化のなかでは，メンバーがチーム全体の空気を読みがちになり，意見の対立は公式の

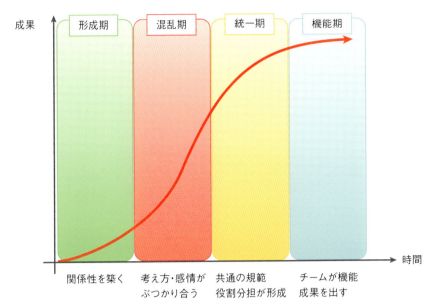

図1 ● タックマンモデルの4つの段階

形成期：メンバーが関係を築く段階．まだ共通の目的/目標などが明確になっておらず模索している状態．
混乱期：メンバーどうしの考え方，感情がぶつかり合う段階．個々の実現したいことや，役割分担などについて主張するようになり，コンフリクトが生じる．
統一期：共通の規範や役割分担が形成された段階．チーム内の人間関係も安定するようになっている．
機能期：チームが機能し，成果を出す段階．チームに協働が生まれ，メンバーの力が目的/目標達成にフォーカスするようになる．

> 場でなかなか表出しにくいものです．リーダーが，コンフリクトが起きたとき「意見は違って当たり前だよね，だから話そうよ」という雰囲気を醸成していくことが，コンフリクトを顕在化させやすくするために重要です．

4）T字型プロフェッショナルの育成

　職種別組織においては，それぞれが自らの専門領域のみをしっかりやっていれば成立することが少なくありません．このように，自らの専門領域のことのみを深く掘り下げていく人材を"I字型プロフェッショナル"とよびます．一方，協働においては，"T字型プロフェッショナル"であること

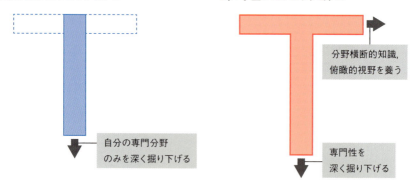

図2 ● I字型プロフェッショナルとT字型プロフェッショナル
A) 視野が狭く，それぞれの立場で要望や主張を述べるようになり，全体最適を図ることが難しい．B) 視野が広く，他部署の現状もわかるので協働への意識が生じやすい

が求められます（図2）．例えば，災害医療チームでは，臨機応変に幅広い疾患に対応するために，自分の専門領域に加えて，浅くても広い知識を全員が共有しておくことが求められます．つまり，メンバー全員が専門領域以外のことについてある程度の知識をもっていることで，協働の本質である「相乗効果（シナジー）」が生まれていくのです．

先日，ある訪問看護師にインタビューしたところ，彼女はある薬剤師に対して少し不満をもらしていました．その薬剤師には薬剤や製品そのものに対する知識はあるが，この商品がどのような場面で在宅における問題解決に役立つのかという実践的知恵が不足しているというのです．例えば，「モルヒネを使用している人に，ボルタレン®坐剤が処方された際に急配ということがピンとこない」「坐剤も実際に入れたことがないから，（潤滑油代わりに）ワセリンは必要ではないかということにピンとこない」といった具合です．

しかし，これは仕方ないことです．病院勤務の経験がなく実際の処置を目にしたことがなければ，そのような視点が養われることはありません．このようにチームメンバーが医療現場についての知識や経験が不足していると，多職種連携の相乗効果が出てこないのです．

"自分の専門性を磨きつつも，他職種についてベーシックな知識をもっている"T字型人材を目指してメンバーを育成していくことが，医療における多職種協働では必要不可欠です．他職種について理解するための勉強会や，ジョブローテーションをして互いの業務を経験してみるといった取り組みが効果的です．

おわりに

では，チームづくりはどこからスタートすればよいのでしょうか．これには絶対解はありませんが，よい医療チームは3つの観点でチームづくりを進めていると思います．

1点めは，メンバーの教育です．個の成熟は，チームに成熟をもたらします．テクニカルスキルのトレーニングだけではなく，ノンテクニカルスキルトレーニングも必要です．コミュニケーションスキルを底上げすることはもちろん，本書で示したようなファシリテーションスキル（→ 知識編 第3章-4参照）や，問題解決の進め方（→ 知識編 第3章-5参照）を共通言語化していくことは非常に有益です．

2点めは，新しい課題に取り組むことです．例えば新しい術式の手術を導入するといった共通目標をもつことは，チームに揺らぎを与えます．そして，メンバー同士のコミュニケーションを活性化します．さまざまなコンフリクトも生じます．その経験は，メンバーだけではなく，チームに大きな成熟をもたらすのです．

3点めは，内省の機会があることです．チームの成長には，メンバーの人間的成長が欠かせません．常に，目の前の仕事だけではなく，大きな目的のために貢献することを求められるからです．リーダーとの面談や，周囲からのフィードバックを通じて，チームの一員としての自分のあり方を定期的に振り返る機会は必須です．

最後に，一般企業に比較すると，医療機関はこうしたチームづくりにかけられる資金も時間も限られています．したがって，「できるところから少しずつ」行うことが肝心です．

◆文献

1)「ドラッカー名著集14 マネジメント［中］―課題、責任、実践」(P.F.ドラッカー/著，上田惇生/訳)，ダイヤモンド社，2008
2)「いかに「高業績チーム」をつくるか (Harvard business review anthology)」(DIAMONDハーバード・ビジネス・レビュー編集部)，ダイヤモンド社，2005
3)「経営者の役割 (経営名著シリーズ2)」(C.I.バーナード/著，山本安次郎/訳)，ダイヤモンド社，1968

(守屋文貴)

知識編
第3章 チームを形成し，前に進む

会議の進め方
〜ファシリテーションスキルを身につけ，話し合いの質を高めよう〜

はじめに

　近年，医療現場は大きな変貌を遂げています．価値観や働き方の多様化，地域連携の推進などにより，医師が一方通行のトップダウンによってメンバーを動かすことは以前よりも難しくなってきています．代わりに，ステークホルダーの合意形成を図りながら物事を進めていくようなリーダーシップが求められつつあります（➡ 知識編 第3章-3参照）．

　そこで注目されているのがファシリテーションです．「facilitate」という言葉には，「促進する」，「容易にする」という意味があります．ファシリテーションスキルを高めることで，会議などにおけるメンバー同士の相互作用を促進し，意思決定を容易にすることができます．

　筆者は医療機関の組織改善や人材育成に取り組んでいますが，小規模クリニックなどの場合にはメンバー全員にファシリテーションスキルを学んでもらいます．何回かトレーニングを重ねると，チームが「自走」しはじめます．何かトラブルが起きた場合でも，メンバーは自分たちの力で話し合いを通じて問題解決できるようになっていきます．印象的なのは，よい話し合いをすると，メンバーの顔がイキイキとしてくることです．ファシリテーションの本質は「話し合いを容易にすること」ではなく，「チームの潜在能力を引き出していくこと」です．1人1人が主体的に参加できる話し合いの場は，そのチームの底力をググッと高めるのです．

　ファシリテーションはとても奥深いものですが，基本的な考え方を知るだけでも話し合いの質を高めることができます．ここでは即効性が高く，実行しやすいファシリテーションスキルを紹介します．

1. よい話し合いの4つのステージ

　ファシリテーターの森雅浩氏は，よい話し合いには4つのステージがあると述べています[1, 2]（図1）．ファシリテーターがこのステージを知っておくと，議論を大局的に捉えることができるようになり，場に対して有効な関わりができるようになります．

　どのステージも話し合いの質を高めるために不可欠です．例えば，「① 共有のステージ」において，会議の背景や目的が示されず，前提となる情報共有がされずに話し合いをスタートすれば混乱や誤解が生じやすくなります．アイスブレイクを行うなど，雰囲気を和らげる工夫も重要です．

　また「② 拡散のステージ」で意見やアイディアを十分に出すことなしに，意思決定をすればありきたりの結論になってしまいます．結論に対する参加者の納得度も低く，後から文句が出る，決めたことが守られないといった弊害も出やすくなります．

　たくさんよい意見が出たとしても，「③ 収束のステージ」で結論を出していかなければ前進がありません．「盛り上がったけど，結局何だったんだろう」という会議にはこのステージが抜け落ちていることが少なくありま

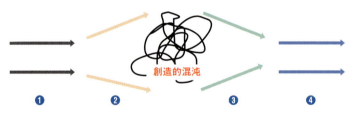

❶ 共有のステージ	さまざまな情報や目的・ゴール設定などを共有し，参加と相互作用の根底をつくる段階
❷ 拡散のステージ	自由な発想でアイディアを広げ，多様な可能性を広げている段階
❸ 収束のステージ	具体的な成果に向けて意見を集約し，まとめていく段階
❹ 明確化のステージ	今までの成果を確認し，次に向けてのステージを明らかにする段階

図1　よい話し合いは，4つのステージから構成される
文献1より

せん.

「④ **明確化のステージ**」は，物事を現実的に進めていくうえで非常に重要です.「誰がいつ何をやるのか」ということを明確にしなければ，机上の空論になってしまいます.

もちろん，実際の会議では①がすんだら②というようにステップバイステップで進んでいくわけではなく，①〜④のステージを行きつ戻りつ進みます．また，できればファシリテーターだけではなく参加者全員でこの4つのステージを意識するとさらによい話し合いになるでしょう．

森雅浩氏は，②拡散と③収束の間には「創造的混沌」とよばれるプロセスがあると述べています．つまり，いろいろな意見やアイディアが場に出されると場が混乱したり，停滞しがちになります．しかし，そのように時間に対峙することが何かを創造するために重要だということです.

● 共有のステージではOARR（オール）を意識する

①の共有のステージでは，ファシリテーターのであるDavid Sibett氏により考案されたOARR（オール）というモデルが有用です[3]．OARRは，Outcome（目的），Agenda（アジェンダ），Role（役割），Rule（ルール）の4つの要素の頭文字をとったものです．会議の冒頭に示すことによって，話し合いが進めやすくなります．

■ Outcome（目的）

目的地がわからない旅ほど不安なものはありません．私が会議やワークショップをファシリテーションする際には，① **背景（なぜこの会議を開くことになったのか，その経緯）**，② **目的（この会議を通じて最終的に何を実現したいのか）**，③ **目標（今回の会議で何を決めるのか）** の3点を参加者に共有するようにしています．この3つを示すことで，参加者はより主体的に参加してくれるようになります．

よくありがちなのは，「安全管理について」などと会議のお題だけが示されているケースですが，これでは不十分です．例えば，以下のような形で示すと，メンバーは理解しやすくなります．

① **背景**：今年4月からA病棟でインシデントが頻発している．
② **目的**：この事例に限らず，これをよい契機にして，安全管理体制を抜本的に見直していきたい．
③ **目標**：今回の会議では，医師／看護師双方の意見を聴くことで，まずはどのようなインシデントが発生しているのか，また個々のインシデントがなぜ起きたか原因構造を明らかにしたい．

■ Agenda（アジェンダ）

アジェンダとは，会議で扱いたい項目やタイムテーブルを指します．

アジェンダは，参加者にとって目的地に向かうための「地図」のような役割を果たします．このような地図を共有することで場にさまざまなメリットをもたらします．会議の進行状況がわかることで場に安心感が生まれやすくなります．進行が遅れているときなどにもメンバーからの協力も得られやすくなります．また事前にアジェンダをつくることは，ファシリテーターの頭の整理になります．「ヌケモレ」がないか，時間配分が適切か，など事前にシミュレーションすることができるというメリットがあります．

■ Role（役割）

「(ホワイトボードの) 板書係」，「タイムキーパー」など，メンバーに役割を担ってもらうことで，ファシリテーターに余裕が生まれますし，メンバーの主体性を引き出すことができるので一石二鳥です．また，**ファシリテーターから「参加者への期待」をはっきり伝えることも大切です**．例えば，情報共有が目的の会議であれば，「少しでも疑問に思ったことは発言してほしい」などと伝えておくことで，参加者の発言を引き出しやすくなります．

■ Rule（ルール）

会議の冒頭にルールを提示し，それを皆が尊重しようという雰囲気をつくることができれば，会議は格段に進めやすくなります．筆者が会議をファシリテーションする際には，メンバー自身の手でグラウンドルールをつくってもらうことがあります．例えば，① 相手の話をまずは否定せず聴く，② 思ったことは素直に伝える，③ 時間は守る……など，当たり前のものばかりであったとしても，「自分たちでルールを考える」というプロセスが重要

で，ファシリテーターから一方的に提示されたルールよりも尊重されやすくなります．

2. ファシリテーションスキル

多くのファシリテーションスキルがありますが，ここではそのなかでも重要な「**質問スキル**」と「**グループサイズ**」についてとり上げたいと思います．

1) 質問スキル

ファシリテーションの1つの役割は，参加者の主体性や相互作用を高めることですから，それらを引き出すための「質問力」が重要です．質問スキルは奥深く，こうすればうまくいくという絶対解はありませんが，大きく分けて以下の2つの質問パターンを使い分けていくとよいでしょう．

■「広げる質問」と「深める質問」

広げる質問の代表例は，「**ほかに何かありますか？**」です．これにより，意見を場から引き出すことができます．ヌケモレをなくす質問ともいえます．

深める質問には，「**具体的には？**」と抽象度の高い言葉を具体的にさせる質問や，「**なぜそう思ったのですか？**」などと発言の背景を確認する質問があります．

例えば，先程あげた「A病棟でのインシデント」の原因構造を明らかにする場面では，こんなふうに使うことができます．

> **a) 広げる質問の例**
> ファシリテーター：インシデントの原因として考えられることはありますか？
> 参加者：人手不足が原因だと思います．
> ファシリテーター：**ほかには何かありますか？**
> 参加者：安全管理に対する意識が低いと思います．

> ファシリテーター：**ほかには何かありますか？**
> 参加者：今年は新人が多く配属され，不慣れなことも原因の1つだと思います．

といった具合に，いろいろな意見を場から引き出すことができます．ただし「広げる質問」だけでは，その発言1つ1つは具体性に乏しくなるため，なぜそのように考えたのか背景を明らかにすることは難しくなります．そんなときは，「深める質問」の出番です．

> **b) 深める質問の例**
> ファシリテーター：インシデントの原因として考えられることはありますか？
> 参加者：人手不足が原因だと思います．
> ファシリテーター：**具体的にはどういうことですか？**
> 参加者：頭数は揃っていても，中堅層に業務が集中しています．その結果，若手とコミュニケーションをとる時間が減ってきています．
> ファシリテーター：**コミュニケーションというのは，具体的には？**
> 参加者：あらゆる場面で不足していますが，特に若手が不安に思っていることを気軽に相談しづらくなっているように感じています．

この例のように具体的に発言を掘り下げていくことで，打ち手につながるような課題がみえてきます．

このように「深める質問」と「広げる質問」を意識して組合わせると，場からさまざまな意見を引き出していくことができます．

2) グループサイズ

例えば，20人が参加する会議では全員が均等に発言機会を得ることは簡単ではありません．どうしても上位者や，話上手な人ばかりが話すことに

なりがちです．結果，発言できなかった人は消化不良と感じてしまいます．そして，それが決定事項への反発へとつながっていくことは少なくありません．

そのような際に有効なのが，グループサイズの調整です．ファシリテーターは，話し合うときのグループサイズを変えることで，参加者の主体性や参加者同士のやりとりを高めることができます．

例えば，20人の会議であれば，まず2〜4人程度のスモールグループに分かれて話してもらいます．そのスモールグループで意見をある程度集約してもらい，それを全体でとりまとめるようにすることで，1人1人の発言機会が増えると同時に，さまざまな意見やアイディアが場に出やすくなります．

図2は，グループサイズによる特徴を示したものです．あまり発言することに慣れていないメンバーが多い際には，まず1人で意見を考えて紙に書いてもらい，それを2人でシェアしてもらうなど段階的に発言することに慣れていってもらうなど，ファシリテーターは状況や目的に応じて柔軟にグループサイズを使い分けていきます．

3. ファシリテーターのbeing（あり方）

ファシリテーションをしているときに「失敗したくない」，「格好よくみられたい」という思いにとらわれてしまうことがあります．こうした自分の内側で起きている感情を敏感に感じとることがファシリテーターにとって重要な資質です．

よいファシリテーターは，doing（行為）だけではなく自らのbeing（あり方）に注意を払います（図3）．よく目にするのは，「失敗しないように」というbeingでファシリテーションしているケースです．ファシリテーターが自己防衛的態度をとると，思いきった質問をするなどのリスクをとりづらくなり，結果話し合いが表面的なものになりやすくなります．

私がファシリテーターとして大事にしているbeingは，**「好奇心」をもつ**ことです．「この発言の奥にあるものは何だろう？」，「この意見の対立はど

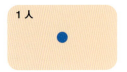
自分自身の考えやアイディアをしっかり考えられる

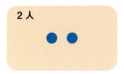
自分の意見を話し,かつ聴いてもらえる.「話をしないではいられない」人数

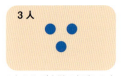
3人よれば文殊の知恵.2人よりも,相互作用が生まれやすくなる.話し手が少し目立つ人数となる

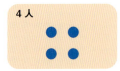
グループ作業のとき,それぞれが役割を担うことが求められる.「シャドウ（陰になる人）」がない人数.発言しない人がいると目立つ

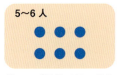
グループ活動では一般的な人数.作業しなかったり,発言しなかったりすることがそれほど目立たなくなる人数

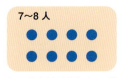
シャドウができやすい.発言する人が決まってくる人数.しっかりした役割分担のもと進めないと「さぼり」が出てくる

図2 ● グループサイズが場に与える影響
文献2を参考に作成

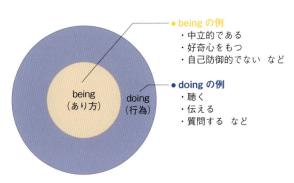

図3 ● ファシリテーターのbeingとdoing
話し合いの場に大きな影響を与えるのは,ファシリテーターのbeing（あり方）です

こから来て,どこに向かうのだろう？」,「皆が合意できるゴールとは何だろう？」.この好奇心というbeingが,難しい話し合いであったとしても道なき道を切り開いていくエンジンになっていくはずです.

◆文献

1）「ファシリテーション 実践から学ぶスキルとこころ」（中野民夫，他/著），岩波書店，2009
2）「ファシリテーター行動指南書―意味ある場づくりのために」（中野民夫/監，三田地真実/著），ナカニシヤ出版，2013
3）「ビジュアル・ミーティング」（デビッド・シベット/著，堀 公俊/監，株式会社トライローグ/訳），朝日新聞出版，2013
4）「プロファシリテーターのどんな話もまとまる技術」（田村洋一/著），クロスメディア・パブリッシング，2011

（守屋文貴）

知識編
第3章 チームを形成し，前に進む

5 問題解決の原理原則

1. 問題とは"解釈"である

　まず，押さえておきたいのは，問題とは「事実」ではなくて「解釈」であるということです（図1）．例えば，コップに水が半分入っているという事実に対して，「まだ十分ある」と解釈して問題だとは感じない人もいます．一方「もう半分なくなってしまった」と解釈して問題だと感じる人もいます．この解釈の違いが問題解決を阻害することを知っておかなくてはなりません．

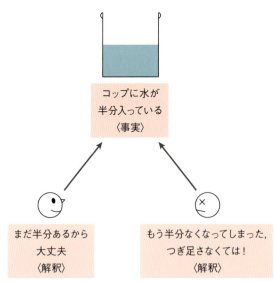

図1 ● 問題は「事実」ではなく「解釈」
事実は1つ，解釈はさまざま

また問題には「様々な型＝タイプ」があります．そして型を理解することで問題に対処しやすくなります．次の項では「発生型」と「設定型」／「ジグソーパズル型」と「ルービックキューブ型」の2つの切り口で問題の型を捉える方法をご紹介します．

2．「発生型」の問題と「設定型」の問題

　問題は「発生型」と「設定型」の2つに分類することができます（表1）．「発生型」の問題とは，すでに顕在化している問題のことです．例えば，「医療ミスが起きた」，「スタッフが大量離職した」，「クレームが発生した」といった誰の目からも明らかに問題だと思うものをさします．

　「設定型」の問題とは，基準を引き上げることではじめて認識される問題のことです．例えば，安全管理の担当者からみると現場は問題だらけですが，現場のスタッフは問題だと感じていないことが少なくありません．

　ポイントは，**発生型の問題と設定型の問題では，解決のアプローチが異なる点**です．発生型の問題は，「それが問題である」という解釈はステークホルダー間で一致しています．したがって，対策を進める際の合意形成に苦労しません．一方，設定型の問題は，「それが問題であると思う人も問題だと思わない人もいる」というように，解釈にギャップがあります．したがって，問題解決を進める際の合意形成に苦労します．そのため，まずは

表1 ●「発生型」の問題と「設定型」の問題

	「発生型」の問題	「設定型」の問題
定義	すでに顕在化した問題．誰の目からみても明らかに問題だと感じるもの	基準を引き上げることではじめて認識される問題．問題だと感じる人も，そうでない人もいる
具体例	ミス，トラブル，クレームなど	安全管理，接遇，人材育成など
解決のアプローチ	応急処置と根本原因の特定	問題認識の醸成

文献1を参考に作成

問題を問題だと思ってもらえるように問題認識を高めるような働きかけが必要です．例えば，安全管理などは典型的な設定型の問題の1つです．安全管理対策を前進させるためには，具体策そのものをいきなり提示するのではなく，まずは「基準」や「あるべき姿」を示し，「自院の安全管理対策は不十分である」という認識を醸成していく必要があります．具体的には，他院とのベンチマークを示す，外部の専門家を招き講演会を開くといった施策があげられます．

3．「ジグソーパズル型」の問題と「ルービックキューブ型」の問題

コンサルタントの中土井僚氏は，問題は，その性質から「ジグソーパズル型」の問題と「ルービックキューブ型」の問題によって分けられると述べています[2]（**表2**）．

ジグソーパズル型の問題とは，ジグソーパズルの傷んだピースをとり換えるように，物事を要素分解して原因の箇所を突き止めれば解決する問題のことです．例えば，自動車やパソコンの故障などをイメージするとわかりやすいでしょう．多少煩雑であったとしても，原因の箇所を特定して，パーツを交換すれば問題は解決します．医療においても，例えば白内障の手術は，混濁した水晶体を人工レンズに交換することで問題解決が図れるのでジグソーパズル型の問題といってよいでしょう．

一方，ルービックキューブは，自分の目の前にある面だけを揃えようとしても，その行動が他の面に影響を与えてずれていきます．キューブ全体の構造を捉えると同時に，自分の打ち手が他の面にどのような影響を及ぼすのかを理解していなければ，完成することができません．ルービックキューブ型の問題とは，このように要素どうしの因果が複雑に絡み合っており，「同じ問題がくり返し起きる」，「応急処置をしたら裏目に出た」，「やればやるほど悪化していく」，「問題をある場所で解決したら，別の場所で問題が起きる」といった特徴をもっています．子育てや職場の人間関係，生活習慣病の治療などが例としてあげられます．自分の子どもが問題行動を起こしたとき，やみくもに厳しい罰を与えるなど安易に目の前の問題を

表2 「ジグソーパズル型」の問題と「ルービックキューブ型」の問題

	「ジグソーパズル型」の問題	「ルービックキューブ型」の問題
定義	"部分"を交換すれば解決する 物事を要素分解して原因の箇所を突き止めれば解決する問題	全体の構造を捉えて打ち手を考えなければ解決できない 要素どうしが複雑に絡み合っていて，因果構造を理解しなければ，解決が難しい問題
具体例	パソコンや自動車の修理，研究結果の統計解析，虫垂炎の手術など	子供の不登校，環境問題，生活習慣病の治療など
特徴	専門家に委託可能であることが多い	専門家に支援を得られたとしても委託することは難しいことが多い．ステークホルダー全員が問題解決に携わらなければならない
解決のアプローチ	ロジカル思考を使った問題解決	システム思考を使った問題解決

文献2を参考に作成

　片付けようとすれば，両親に見つからないようにもっと悪いことをするなどかえって問題をこじらせてしまう，心身の不調など別の問題に変化するといった危険性があります．子どもがなぜ問題を起こしたのかその背景を理解しなければ根本的解決にはつながりません．

　また，ルービックキューブ型の問題は専門家に解決を「委託」することができないという特徴をもっています．例えば，子どもの不登校の問題は，両親が学校に解決に委ねたり，あるいは学校がスクールカウンセラーに解決を委ねてしまうと解決が困難です．特定の誰か（要素）が問題を発生しているのではなく，本人や家庭や学校などの関係性（要素と要素のつながり）のなかで起きているからです．したがって関係者が，「自分は関係ない」という他責の態度をとると解決が難しくなってしまいます．親や教師，

カウンセラーが一体となって解決に取り組まなければなりません．

● 問題の種類に応じて，問題解決のアプローチを使い分ける

　　ジグソーパズル型の問題解決には，ロジカル思考を使ったアプローチが有効です．"分ける"こと，つまり分析が基本です．物事をさまざまな切り口で要素分解することで，問題を引き起こしている原因を特定します．

　　このように「分ける」ことによって失われるのは，要素と要素の"つながり"です．したがって複雑な因果が絡み合って起きているようなルービックキューブ型の問題に対しては，ロジカル思考では限界があります．このようなときに有効なのが，システム思考を使ったアプローチです．システム思考は，「木を見て森も見るツール」だといわれます．問題を局所で捉えるのではなく，その事象を引き起こしている全体の因果の構造を理解するために有益なツールです．

　　システム※1思考は，1950年代にMIT（マサチューセッツ工科大学）で開発され，1990年代に，ピーター・M・センゲのベストセラー「学習する組織」[3]によって世界中に広まりました．現在では，ビジネス，教育，政治といったさまざまな分野で幅広く活用されています．

> ※1 ここでの「システム」の定義はコンピューターなどのシステムではなく，「要素と要素がつながり，相互に作用し合っている状態」をさします．組織，生態系，人体などが好例．

　　次の項では，それぞれのアプローチを使った問題解決のポイントについて解説をしていきます．

4．ロジカル思考による問題解決

1）ロジックツリー

　　ロジカル思考による問題解決の代表的ツールは，ロジックツリーです（図2）．物事をツリー状に要素分解していくことで，問題の部位を特定する際

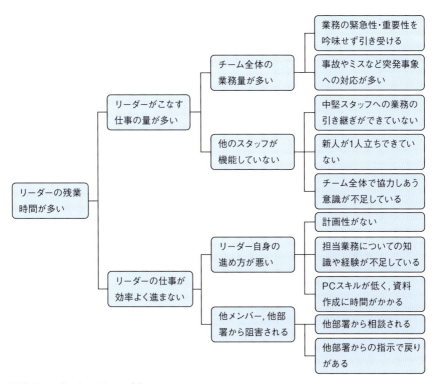

図2 ●ロジックツリーの例

に威力を発揮します．ロジックツリーをつくるときには，MECE[※2]であることを意識します．

> **※2 MECE（ミッシーあるいはミーシー：Mutually Exclusive and Collectively Exhaustive）**
> モレなくダブりなくの意．物事をモレなく考えることは視野狭窄を防ぐために，ダブりなく考えることは問題解決の効率を上げるために重要です．

図2は，「リーダーの残業時間が多い」という問題をロジックツリーで分解したものです．ポイントは，2段目までをMECEに分解することを意識することです．枝葉の部分までMECEに分解しようとすると，手間がかか

りすぎます．

　ロジックツリーを用いる最大のメリットは，視野狭窄を防ぐことです．図2の例では，リーダーの残業時間を「量」と「効率」の2つに分解していますが，この一方にモレがあれば，本来の原因を見落とす可能性が高まりますし，考えうる打ち手の選択肢が狭まります．

　一方，前述のように，ロジックツリーの弱点は要素分解することで要素と要素の「つながり（因果関係）」を見失うことです．例えば，単純にリーダーの仕事量を減らした結果，かえってリーダーが効率を上げる努力をしなくなるかもしれません．また，リーダーの仕事量が減った結果，別の部署やメンバーの残業時間が増えるなど単純に問題の所在を移動させただけという結果になるかもしれません．このような複雑な因果関係を紐解くためには，後述のシステム思考も併用していく必要があります．

2）フレームワーク

　ロジックツリーをゼロから作成するのは時間がかかりますし，効果的な分解ができるようになるためにはトレーニングが必要です．スピーディーな問題解決を求められる際にはあまり実用的ではありません．

　そこでおすすめするのが，「フレームワーク」を利用することです．フレームワークとは物事をMECEに分解して考えるための枠組みで，ロジックツリーの一種です．ビジネス領域では，さまざまな汎用性が高いフレームワークがたくさんあります．

　そのなかの1つ，AIDMA（アイドマ）はマーケティングでよく使われるフレームワークです．消費者が商品やサービスの存在を知り，購入に至るまでの心理的ステップを分解したものです．顧客はまず，その製品の存在を知り（Attention），興味や関心をもつようになり（Interest），手に入れたいと思うようになり（Desire），商品に対する記憶の定着があって（Memory），購買に至る（Action）というものです．そして，それぞれの段階で，顧客の心理状態は違うため，図3のように異なるコミュニケーション目標が求められます．

　例えば，筆者は英会話スクールに通っていますが，大手の英会話某スクールはたくみにこのAIDMAのステップを構築して，受講者を獲得していま

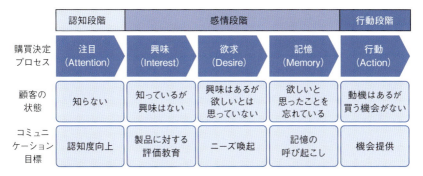

図3 ● 購買決定プロセス「AIDMA」に応じたコミュニケーション目標

　す．まず，私は電車でそのスクールの存在を知りました．これはインパクトのある広告で顧客の注意を引き，サービスの存在そのものを知ってもらう（Attention）段階です．そして，たまたま読んだ雑誌でその英会話スクールの記事を目にすることで，興味関心をもつようになりました（Interest），友人が偶然そのスクールに通っていることを知りよい評判を耳にしました（Desire）．メールマガジンで情報を継続的に受けとり，電車で広告を目にするたびに記憶が定着していきます（Memory）．そして，ついに無料体験レッスンを経て，サービス購入に至ります（Action）．

　これは，医療においてもさまざまな場面で応用可能です．例えば，「入局者を増やしたい」といった場合も，「飲み会で勧誘する」といった打ち手は，AIDMAでいうと最後のステップ（Action）になるため，"入局をほぼ決めている"人には効果的ですが，"あまり興味をもっていない"人に対しては不向きな打ち手かもしれません．AIDMAを活用すれば，「医局の存在を知ってもらう」（Attention），「医局の魅力を知ってもらうために学生実習の内容を工夫する」（Interest & Desire），「常にブログやソーシャルネットワークサービスを用いて記憶にとどめ続ける」（Memory）といったターゲットの感情レベルに合わせた打ち手を考えることができます．

　他にもさまざまな有益なフレームワークがあります．「看護のためのフレームワーク」[4]には，医療分野において有益なさまざまなフレームワークが実例とともに整理されています．興味がある方は参考にしてください．

5. システム思考を使った問題解決

　システム思考は，前述のように複雑に因果の絡み合った問題を解決する際に威力を発揮します．「世界はシステムで動く」[5]という書籍には，次のような事例が紹介されています．かつて奄美大島ではハブに噛まれる人が多いことに悩まされていました．そこでハブを駆除するためにマングースを連れてきて島に放ちました．ところが意図に反して，マングースは強敵であるハブと戦うというリスクはとらず，もっと弱い動物を餌にしました．その結果，マングースの数が増えてしまい，天然記念物であるアマミノクロウサギが絶滅の危機に瀕することになってしまうという副作用を生みました．このように，物事は水面の上に顕在化している事象レベルに反応的に対処するとかえって物事が悪化することが少なくありません．水面下にあるパターンや構造まで考えていく必要があります．それをあらわしたのが以下に示す氷山モデル（図4）です．

1）氷山モデル

　氷山モデルでは，水面上に顕在化している「事象・出来事」レベルだけ

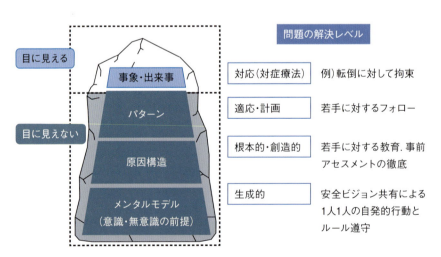

図4 ● 氷山モデル
目の前の事象を引き起こしている，パターン，構造，前提をつかむ（文献6より改変して転載）

ではなく，水面下の「パターン」「原因構造」「メンタルモデル」を捉えます．メンタルモデルとは，われわれがもっている考え方（意識・無意識の前提）のことです．

例えば，ある病棟で転倒事件が起きたとします（事象・出来事）．これが偶発的ではなく，例えば若手看護師が受けもちする患者に転倒が集中するなどがあればそこにはパターンがあります（パターン）．そしてそのパターンを引き起こす構造があります．例えば入院時のアセスメントが甘く，そもそも転倒リスクが高い患者を事前に想定していないなどがあげられます（原因構造）．さらにその下にはメンタルモデルがあります．例えば，中堅スタッフが自分の担当患者のみのことしか目を向けず，全体に目を配るような意識が欠如しているかもしれません（メンタルモデル）．

そして，この氷山モデルのどこの階層に着目するかで，解決のレベルが変わってきます．例えば，「事象・出来事」にのみ着目していれば，転倒しないように拘束を強化するといった施策になるでしょう．また，「パターン」に着目するのであれば，特に転倒を起こしている看護師をフォローするなどの施策を強化することになるでしょう．「原因構造」に着目するのであれば，病棟全体で安全管理体制そのものを見直していく必要があります．さらに「メンタルモデル」に着目するのであれば，「自分の担当患者さえ何もなければよい」などの無意識の前提から脱却し，「皆でカバーしあって，病棟の安全を守る」という安全管理に対する意識そのものを醸成していく必要があるでしょう．このように深い階層にアプローチするほどより本質的な解決策となります．

次の項では，この水面下にあるパターン，構造，メンタルモデルをみていくためのツールを紹介していきます．

システム思考では，「時系列グラフ」と「ループ図」という2つのツールを用います（図5）．

2) システム思考の2つのツール①：時系列グラフ

時系列グラフは，氷山モデルでいうと「パターン」を捉えるためのツールです．横軸に時間，縦軸に変数をとります．

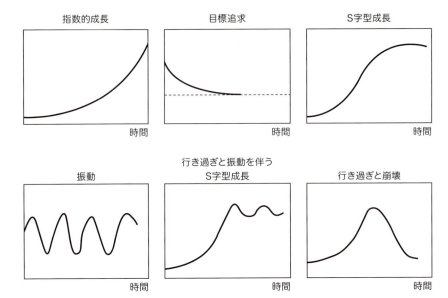

図5 ● ダイナミックなシステムにみられる挙動の基本パターン
文献7より引用

　時系列グラフのパターンをみると，そのシステムがどのような原因構造で引き起こされているかその大局をつかむことができます．

3）システム思考の2つのツール②：ループ図

　「ループ図」では，氷山モデルでいうと「原因構造」をみるためのツールです．ループ図の書き方には図6のようなルールがありますが，あまりルールに囚われすぎず，直感的に手を動かした方が有益です．

■ 自己強化型ループとバランス型ループ

　ループには2種類あります．1つは変化をどんどんと強めていく力が働く「自己強化型ループ」です．雪だるま式に増えたり減ったりするものはこのループが強く働いています．例えば，「口コミ効果」は代表的な自己強化型ループです．口コミによりユーザー数が増えると，ますます体験が増え，さらに口コミが増えていきます．「感染症の流行」，「金持ちがさらに金持ちになる」，「医療崩壊」といったものも自己強化型ループです．

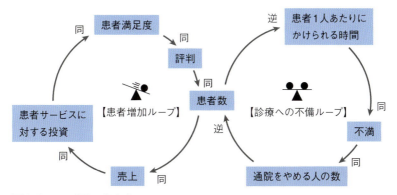

図6 ● ループ図の書き方
① ▨▨ はシステムを構成する要素（変数）を示す．②自己強化型ループは【🛴】，バランス型ループは【⚖】．③矢印は原因で結果の因果関係を閉める．正の相関を示す場合は「同」，負の相関を示す場合は「逆」と書く

　もう1つは，「バランス型ループ」です．変化を安定に向けて均衡させようとするものです．人体の「恒常性」はバランス型ループの代表例です．例えば，「落第の危機に瀕すると勉強を頑張り，安全圏に入ると勉強をしなくなる」，「ミスが頻発すると安全意識が高まり，ミスが減ってくると油断してミスが増えてくる」といったものもバランス型ループになります．この2種類のループを組合わせることで，システムを俯瞰的に捉えていくことができます．

　例えば，図6で示したのはクリニックの開業した際に起きるシステムをループ図であらわしたものです．左は「患者増加ループ」です．患者サービスに対して投資を行うと，患者満足度が上がります．患者満足度が上がるとよい評判が生まれ，患者数が増えます．患者数が増えて売上が上がるとさらに患者サービスに対する投資が行えるようになります．これは好循環ですから自己強化ループです．右は，「診療への不満ループ」です．患者数が増えると患者1人にかけられる診療時間が減り，不満が増えます．不満は通院を辞めてしまう人の数を増やし，結果患者数は一定ラインで高止まりするようになります．これはバランス型ループです．

　システム思考の真骨頂は，このようにループをつなげて因果の構造を俯瞰的に捉えることで，一見問題とは関係ない場所に介入点があることに気

づくことができる点です．1980年代，ニューヨークの地下鉄は，殺人や強盗などが頻発する危険地帯でした．これを解決するためにとられた方法は非常にユニークでした．殺人や強盗といった重大な犯罪そのものへの対処ではなく，あまり関係がなさそうにみえる「落書きを消す」といった環境美化や，「無賃乗車を取り締まる」といった軽微な犯罪の取り締まりに力を注ぎました．その結果，奇妙なことに殺人や強盗の数が劇的に減っていったのです．

　この取り組みのベースになったのは，アメリカの心理学者ジョージ・ケリングが提唱した「割れ窓理論」です（図7）．割れた窓ガラスをそのままにしておくと，犯罪者予備軍に対して，「ここは犯罪がうまくいきそうだな」「誰も見ていないのだな」とシグナルを出すことになります．すると，強盗や暴力などが増えその結果，ますます町が荒れ果て，さらに犯罪がうまくいきそうな雰囲気になっていくという悪循環（自己強化ループ）が起きます．「割れ窓理論」は，このように「割れた窓ガラスを直す」など環境美化に取り組み，犯罪が起きやすい土壌にアプローチすることで，凶悪犯罪は減ると主張しました．それを「落書きを消す」ことによって実証したのがニューヨークの地下鉄の事例です．

　このように，一見問題とは離れた場所にあるが，問題解決に大きな効果をもたらす介入点をシステム思考ではレバレッジポイント（※レバレッジ

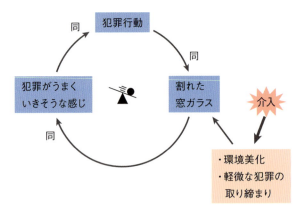

図7 ● 割れ窓理論
文献8より改変して転載

=梃子(てこ))とよびます.因果の構造を紐解くと,このようなレバレッジポイントを見つけやすくなるのです(詳しくは 実践編 3. で).

4)システム原型

システム原型とは,日常的に発生頻度が高いシステム構造を類型化したものです.もちろん,前述の例のように自分でループ図を書いていくことも有益ですが,「よくあるパターン」を知っておくと,日常の問題解決においても,場当たり的ではない中長期的な視点にたって打ち手を考えることができるようになります.

「学習する組織」[3]のなかでは,全部で10の原型が紹介されていますが,ここでは医療分野でも特によく認められる3つのシステム原型を紹介します.

■ **問題のすり替わり**(図8)

日常で最もよく認められる原型の1つです.何か問題となる症状が起こると,対症療法を行います.それにより,問題の症状は一時的に緩和します.ところが,対症療法による副作用が起きて根本的解決を図る力を弱め,長期的には問題の症状が悪化していきます.打ち手の原則は,「根本的解決策を直視せよ」です.しかし,根本的解決策は簡単には実行できません.その理由は,対症療法によりいったん問題の症状が緩和するからです.問題解決を進めるためにはまずはこのシステム構造の渦中にいることを関係者間で共有して「応急処置で,とりあえず一息つきたい」といったメンタルモデルから脱却することが必要です.

■ **成長の限界**(図9)

当初は努力すればするほど,成功がもたらされるが,次第に限界に達し,制約要因がブレーキをかけることで,成長が減速します.この原型における打ち手の原則は,「成長を加速させるな,制約要因に対処せよ」です.図9内の外科医の例で言えば,自分が執刀する量を絞り,自己投資や後進育成に充てる時間を増やすことが重要です.

■ **強者はますます強く**(図10)

競争関係にある複数の個人や組織の一方が成功をおさめると,そちらにより多くの機会や資源が割り当てられるようになります.そうすると勝者

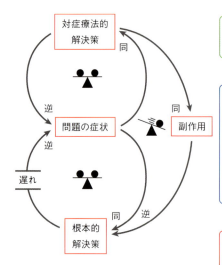

解説
対症療法を行うと、一時的に問題の症状が緩和するが長期的には症状が悪化していく

例
- 睡眠不足を栄養ドリンクで乗り切っていたら、そもそもの仕事の効率が落ちていった
- 部下が起こしたトラブルを自分が処理していたら、部下の問題解決能力が失われてしまった
- 貧困対策のために、生活保護などのセーフティーネットを充実させたら、依存心が芽生え、自立できない人が増えて、ますます貧困が増えてしまった

ポイント
真の問題を直視し、中長期的な視点で対症療法的な解決策が避けられない場合は、根本的解決策に取り組んでいる間の時間稼ぎとして使うことで根本的解決策を図ること

図8● 問題のすり替わり
文献3を参考に作成

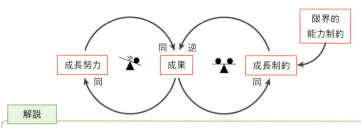

解説
当初は努力すればするほど、成功がもたらされるが、次第に成功の限界に達し、成長が減速する

例
- 新商品の大ヒットで、社員を増やし続けたが、社員教育が間に合わず、顧客満足度が下がり、売れ行きに陰りが見え始めた
- ある外科医は最初、手術をやりはじめたとき「経験を積めば積むほど上手くなる。上手くなればなるほど、依頼が増える」といった好循環だった。しかし、いつの間にか多忙を極めるようになった。その結果、新たな学びに投資する時間や仲間とのコミュニケーションに費やす時間が少なくなり、技術も頭打ちになってしまった

ポイント
自己強化型の成長プロセスを加速しない。制約要因を見極め取り除くこと

図9● 成長の限界
文献3を参考に作成

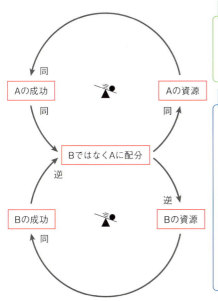

解説
複数の個人や組織が,限られた資源をめぐって競争関係にある.そのなかで一方が成功をおさめると,そちらにより多くの資源が割り当てられるようになり,さらなる成功が生まれる

例
- 最初は同等の能力があったサッカー選手のAさんとBさんだが,ほんの少し足が速かったためにAさんが代表チームに選抜された.そこでの活躍が認められたAさんにはさらなるチャンスが舞い込むようになり,数年後にはAさんはビッグクラブに移籍が決まった.Bさんはいまだ国内リーグの控えに甘んじている
- 研修医のAさんとBさん,最初はほんの少しの能力差だったが,研修期間が終わるころにはAさんはBさんに経験値の面で大きな差がついていた.
- 男性が多い医局では,女性が働きやすいような施策が取られにくく,ますます女性の入局者数が少なくなる

ポイント
機会の平等を確保する.強者の優位性を務める

図10 強者はますます強く
文献3を参考に作成

に,さらなる学習や成長がもたらされ,ますます多くの機会や資源が与えられるようになります.このループのポイントは2つの自己強化型ループが組合わさっている点です.最初は小さな差しかなかった両者の差が加速度的に拡大していく特徴をもっています.

医師の地域における偏在や,診療科の偏在の問題は,このシステム原型が大きく働いています.人気のある診療科は,当直などの1人あたりの負担も減り活気も出るため,ますます人が集まるようになります.一方,不人気な診療科は当直などの1人あたりの負担が大きくストレスや疲労が大きいことが垣間みえてしまい,ますます人が集まらなくなります.

この原型に対しては,ルールづくりによって「機会の平等を確保する」ことや「勝者が手に入れるパーセンテージを制限すること」が重要です.例えば,北欧では女性管理職を一定割合以上起用しなければいけないなど

の法律があり，差の拡大を防いでいます．

他にも，「目標のなし崩し」，「エスカレート」，「共有地の悲劇」，「うまくいかない解決策」，「成長と投資不足」などのシステム原型が「学習する組織」[3]で紹介されています．

おわりに

以上，問題解決の2つのアプローチについて紹介してきましたが，優劣はありません．

ロジカル思考は，西洋医学的なアプローチといってよいでしょう．物事を要素還元主義的に捉えることで問題の場所を特定します．そして，病巣に対して集中的に治療を施すことによって切れ味鋭い効果を発揮します．

一方でシステム思考は，東洋医学的なアプローチといってよいでしょう．物事をシステムとして捉えることでレバレッジポイントを見つけようとします．

病気も西洋医学が有効な場合も東洋医学が有効な場合もあります．同様に，問題解決においても問題の種類に応じて，有効なアプローチを選択できるようになることが理想です．

ただし，時代の要請はシステム思考にあるかもしれません．以前よりもルービックキューブ型の問題は確実に増えています．病院という枠組みでは解決が難しくなり，地域という大きなシステムという視点で解決を図らなければなりません．システム思考は，このように複雑性を増す世界のなかで必須のツールといえるでしょう．実践編では，システム思考の医療分野における活用事例を紹介したいと思います（➡ 実践編 3. 参照）．

◆ 文献

1)「問題を整理し，分析する技術［新版］」（日本能率協会コンサルティング/著），日本能率協会マネジメントセンター，2012
2)「人と組織の問題を劇的に解決するU理論入門」（中土井僚/著），PHP研究所，2014
3)「学習する組織−システム思考で未来を創造する」（ピーター・M・センゲ/著，枝廣淳子 他/訳），英

治出版，2011
4）「改訂 専門的な思考を鍛える看護のためのフレームワーク」（武藤教志/著），精神看護出版，2016
5）「世界はシステムで動く―いま起きていることの本質をつかむ考え方」（ドネラ・H・メドウズ/著，小田理一郎/解説，枝廣淳子/翻訳），英治出版，2015
6）『もっと使いこなす！「システム思考」教本』（枝廣淳子，小田理一郎/著），東洋経済新報社，2010
7）「システム思考−複雑な問題の解決技法」（ジョン・D・スターマン/著，小田理一郎 他/訳），東洋経済新報社，2009
8）「入門！ システム思考」（枝廣淳子，内藤耕/著），講談社，2007
9）マーケティング．「［新版］MBAマネジメント・ブック」（グロービス・マネジメント・インスティテュート/著），p75，ダイヤモンド社，2002
10）「リーダーシップとは何か」（ロナルド・A・ハイフェッツ/著，幸田シャーミン/訳）産能大学出版部，1996
11）「問題解決あらゆる課題を突破する−ビジネスパーソン必須の仕事術」（高田貴久，岩澤智之/著），英治出版，2014
12）「なぜあの人の解決策はいつもうまくいくのか？−小さな力で大きく動かす！ システム思考の上手な使い方」（枝廣淳子，小田理一郎/著），東洋経済新報社，2007
13）「割れ窓理論による犯罪防止−コミュニティの安全をどう確保するか」（G・Lケリング，C・M・コールズ/著，小宮信夫/著），文化書房博文社，2004
14）「システム・シンキングトレーニングブック−持続的成長を可能にする組織変革のための8つの問題解決思考法」（ダニエル・キム，バージニア・アンダーソン/著，宮川雅明 他/訳），日本能率協会マネジメントセンター，2002

（守屋文貴）

知識編

第4章 効率的に仕事を進める

1 タイムマネジメント

1. タイムマネジメント再考 〜追われる生活からの脱却〜

　めまぐるしい現代において「タイムマネジメント」は社会人として最も基本的なスキルといえます．とりわけ時間に追われがちな医師，研修医にとってはなおさらでしょう．ここで一歩踏みとどまり，今おかれている自分自身のタイムマネジメントについて見つめなおしてみるのはいかがでしょうか．日々，目の前の患者さんの問題解決に苦心し，実に多くの論文，書籍に目を通し，絶え間なく新たな知識の刷新を行ってきたことでしょう．自分自身はともかく，家族の時間も犠牲にしてきたかもしれません．食事や睡眠の時間すら切り詰め，もうこれ以上，詰め込む隙間などないのかもしれません．しかし，厳しいかもしれませんが，週末ごとに「棚上げ」にしてきた仕事を，再び「棚上げ」にする生活をくり返し，新年度を迎えるにあたっては心新たに同じような目標を立て続けるパターンに陥ってしまっていないでしょうか．「時間がない，時間がない……」「忙しい，忙しい……」を連呼し，そのすべてが誰か他の人の責任であるかのようにふるまってはいないでしょうか？

　医療者にとってたいへん重要なタイムマネジメントなのですが，残念ながらそれが教育される機会は皆無に等しいといえます．昨今，コミュニケーション技術の重要性が見直され，今では卒前教育の重要なカリキュラムとして教育されるようになってきました．タイムマネジメントも同様に教育されるべきではないでしょうか．「誰にとっても時間は平等，1日は24時間」といった言い回しは，第一線の医師にとって冷たい現実ではあるものの，救いの言葉にはなりません．時間の使い方に関する基本的な考え方，ちょっとした工夫やノウハウなど「目先の」時間の使い方に加え，「将来

の」時間をどのように使うか考えることで，見える景色は大きく変わるはずです．何とかこの状況から脱したい……そう思いつつ多忙な日々を送っていた自分自身を振り返ったとき，今なら彼にこのように伝えることでしょう．「限られた貴重な時間は，価値あるものにこそつぎ込むべきだ．君にとって価値あるものは何か？」と．

2. やるべきこと，やりたいことのマネジメント ～あなたが時間の管理者になる～

1）時間管理マトリクス

医師の業務は患者優先に流れ，緊急事態に巻き込まれることが少なくありません．患者の容態は予想外の転帰をたどり，救急外来にはいつどんな患者さんが何人来るのかわかりません．同僚や上級医の業務が優先され，「主体性/能動性」をもちにくい環境下であることがよくわかります．それでも，目の前の業務は常に全力で乗り切る他ないのです．「忙しい，忙しい」に陥ってしまうことはある意味，しかたないことかもしれません．このような五里霧中の状況においては**時間管理マトリクス**が，その灯りの1つとなるでしょう（表1）．これは，私たちのまわりに溢れる業務を4つのカテゴリーに割り振る座標軸ともいうべきものです．ルーチンワークや積み残しの課題，検討中のアイディアなど日常業務に関するすべてを『重要』と『緊急』の2つの軸にそって捉え直します．そうすることで，日々

表1 ● 時間管理のマトリクス

	緊急	緊急ではない
重要	第一領域 （消費の時間） 憂い	第二領域 （投資の時間） 備え
重要ではない	第三領域 （浪費の時間） 穀潰し	第四領域 （空費の時間） 憂さ晴らし

文献2より引用

向き合う仕事のうち自分自身にとって何が「優先課題」なのかが浮かび上がってくるでしょう．

第一領域は「重要かつ緊急な仕事」，第二領域は「重要だが緊急でない仕事」，第三領域は「重要でない緊急な仕事」，第四領域は「重要でも緊急でもない仕事」と分類されます．

■ **重要だが受動的な第一領域**

改めて，医師が日々，第一領域の仕事に追われていることがわかります．緊急トラブルや危機的問題などもここに含まれるでしょう．確かに最も意義深く，重要な領域といえます．この領域を放置したとすると多大な被害，損失を生むことでしょう．しかしこの領域は自分自身ではどうにもなりにくい「受動モード」でもあります．コントロール困難な患者の病状，予期しないトラブルに応じ，求められる仕事は刻一刻と変わります．自然な成り行きに任せると，業務全体はすぐに第一領域で埋め尽くされるでしょう．そして多かれ少なかれ「追われている」感は拭いきれなくなり，疲弊感を生み出す大きな要因となるのです．

■ **減らしたい第三領域**

重要でないにもかかわらず緊急を要する類のものが第三領域です．医業においてそう表現することは憚られますが，この領域は「穀粒し」ともよばれます．例えば，時間を問わずかかってくる電話の多く，期限が迫る重要でない書類，出席を重視される形骸化した会議などがあてはまります．もちろん必要な業務であることに変わりはありません．しかしながら，「限られた時間を割り当てる優先順位」として考えると，「自分ではなく他の誰かがやってもよい仕事」であったり，それほど優先順位が高くなかったりすることに気がつきます．この領域の仕事にはなるべく時間をかけない工夫が必要です．ポイントは，**あなたが判断しなくてもよいよう「自動化／機械化すること」**，積極的に**「他人に任せる（委譲）」**ことです．

■ **最も意識すべき第二領域**

さて，最も重要となるのが第二領域です．この領域は重要な仕事ではあるものの，明確な締め切りが設定されないものを指します．例えば，翌年

に開催される学会演題抄録などはそれにあたります．「ぜひやってみたいが，まだ時間もあるし……」と思っていると，いつの間にか1週間後に締め切りを迎え結局徹夜になった……そのような経験は誰しもあることでしょう．つもり積もった第二領域の仕事は，時限式に第一領域をさらに膨らませることになるのです．**第二領域の仕事は緊急性の高い第一領域のためにやむなく後回しにされ続けますが，やがては火がつくこの領域をいかに用意周到に片付けておくか**……これがポイントの1つです．とはいえ，第一領域の仕事でアップアップしている状況で，どうやって第二領域の仕事に着手するのでしょうか．結局，机上の空論に過ぎないのでは？と思うかもしれません．

そこで，あらため第二領域の仕事を考えてみたいと思います．あなたにとって「重要な仕事」です．締め切りがないからこそ，地道な取り組みが大きな成果を生み出す可能性があり，ライフワークとよべるかもしれません．臨床能力や教育能力の向上，研究の立ち上げと遂行，論文の作成，英語力研鑽，教育/人材育成，組織・部門のマネジメント，ネットワーク拡大……あなたは医師としてどのようなキャリアを切り開いていきたいと考えていますか？そのためには何をすべきでしょうか？はたして，いつ，誰によって，どのように遂行されるのでしょうか？あるいは家族との計画，マイホーム，趣味，プライベートな取り組み，健康増進といった側面はどうでしょうか？

もうお気づきかもしれませんが，この領域への取り組みこそがあなたの仕事のしかたを「あなたらしく」変えていく唯一無二のチャンスなのです．第二領域を意識しつつ**「受動モード」から「能動モード」にシフトさせること**が，長い目でみると非常に重要な積み重ねとなるのです．

> ここで，あなたにとっての「時間管理マトリクス」を作成してみてください．同僚も誘ってワークショップ形式で行うと，楽しく充実したひとときを過ごせるかもしれません．表2はその一例です．個々さまざまなマトリクスができあがると思いますが，それぞれに書き込まれた項目について「なぜ第一領域なのか？」「第二領域のなかで，第一領域に変わるために注意が必要なものは何か？」「第二領域の項目をど

表2 ● 時間管理のマトリクスの実際

	緊急	緊急ではない
重要	**医師として業務** ・日常的な診療 ・当直，Duty業務 ・原因の特定できない病態，治療法の検索 ・新入院カンファレンスでの担当患者プレゼンテーションの準備 ・病棟の急変患者への対応 ・在宅患者からの緊急コール ・上級医からの呼び出し ・予期せぬ事態（経過や医療過誤）への対応 **組織として** ・同僚スタッフの欠勤や体調不良への対応 **プライベート** ・子どもの発熱	**患者の状態** ・棚上げにしている「緩やかに進行する貧血」の原因検索 ・リビングウィルの確認や高齢患者の家族へのアプローチ **医師としての研鑽** ・次年度の学会発表 ・研究課題への取り組み ・専門研修など新たなキャリアの模索 ・語学研修 **組織として** ・スタッフ教育 ・新しい部門の立ち上げ準備 ・災害対策 **プライベート** ・夏休みの計画 ・結婚，出産，子育て，マイホームなど ・自分自身の趣味や夢の実現
重要ではない	・PHSによる問い合わせの多く ・重要ではない，形骸的な会議 ・立場上，参加を要請された勉強会 ・期限の迫った，重要ではない書類関係の多く	・医局深夜でくり広げられる他愛のない雑談 ・現実逃避のネットサーフィン ＊「憂さ晴らし」を適宜，こまめに行うこと自体が日常の楽しみやストレス発散になるという側面は否めないが，この領域は継続的に行ったとしても積み重ねは期待できない

文献1を参考に作成

のように達成していけばよいか？」といったディスカッションを行うことでより議論を深めることができるでしょう．

2）第二領域に取り組むための「優先課題書き出しワーク」

第二領域へのアプローチのため，今の自分にとって何が優先課題なのか，

くり返し，こまめに刷新する機会を習慣づける必要があります．それには，週はじめもしくは週末，あるいは四半期ごとの振り返りで「私にとっての優先課題」を列挙するワークが役立つでしょう．優先課題を言語化することで，その課題と自分自身がどのように対峙しているか，その課題を解決していくためにどのようなステップがあるかと思いを巡らせることができます．くり返し行うことで下記のような効用が期待されます．

  □消える：書かれなくなったことは単なる思いつきに過ぎない
  □残る：くり返し書かれることは本当にやりたいこと
  □言える：自分の優先課題をすぐに言うことができる（いつもアタマの片隅におく）
  □はじまる：書きだすことで解決のためのアイディアが生まれる
  （文献2を参考に作成）

3.そして「人生のPriority Management」へ

　仕事をどのようにこなすか，仕事効率化，スピードアップをどうしていくかは，主に第一領域，第三領域へのアプローチといえます．医師としての能力，経験を高めることがまずは重要で，次に，それらをスムーズに動かすためのノウハウやテクニックが役立つでしょう．特にビジネス業界において出版されている書籍などはたいへん参考になります．ですが，それらは狭義のタイムマネジメント・スキルです．

　第二領域へのアプローチこそが**「あなた自身へのアプローチ」**，つまりは真の意味でのタイムマネジメントなのです．仕事をどのように捉え，どこに優先順位を置いて進めていくか……これは，すなわち**「(医師としての)人生のPriorityをどのようにマネジメントしていくか」**ということに他なりません．第二領域の仕事を1つずつやり遂げていくことが，まさに自分自身との約束を果たしていくことです．他人との約束を果たすことが「信頼」につながるように，自分自身との約束が**「自信」**につながっていくの

です．

　「人生は積み重ねだと誰もが思っているようだ．僕は逆に，積み減らすべきだと思う．財産も知識も，蓄えれば蓄えるほど，かえって人間は自在さを失ってしまう．過去の蓄積にこだわると，いつの間にか堆積物に埋もれて身動きができなくなる」

　は芸術家岡本太郎氏の言葉です．確かに「やらない選択」「積み減らす」ことにも留意しなければ，やがてはすべての領域が溢れてしまうのかもしれません．「時間」には限りがあり，長いと思っている人生も同じです．結局，「人生のなかでやりたい仕事」は「人生のなか（日々の積み重ね）」でやらなくてはならないのです．われわれの役割，経験，価値観，モチベーション，できることも刻一刻と変化していきます．その時々に応じ，無理なくやり続ける他ないのですが，だからこそ常に「自分自身の」第二領域を意識しながら仕事を進めていくことが求められるのです．

◆ 文献

1) 朝倉健太郎：タイムマネジメントの問題．「臨床研修指導の問題解決 Before & After 2013」（畑尾正彦／編），p134-147，羊土社，2013
2) 『LIVE HACKS! 今を大切にして成果を5倍にする「時間畑」の法則』（大橋悦夫／著），ゴマブックス，2008
3) 『TIME HACKS! 劇的に生産性を上げる「時間管理」のコツと週間』（小山龍介／著），東洋経済新報社，2006

（朝倉健太郎）

知識編
第4章 効率的に仕事を進める

2 忙しい人のための仕事術
～GTD®で，ストレスフリーに生産性を高めよう～

はじめに

こんな状況思いあたりませんか？

> 朝の出勤時から多くのやらなければならないことに追われ，何とかその日1日を終える日々．
> 一方では学会の準備もそろそろはじめなければならないし，論文も抱えているがなかなか十分に時間が割けない．気がつけば最近休日に家族と過ごす時間も減ってきており，できるだけ子どもたちとも遊んでやりたいが……

などなど，頭も体もフル回転で，正直ストレスも抱えながら頑張っている感じ．どうすれば，もう少し効率的にいろいろなことをこなし，かつ自分のやりたいことや重要なことにもっと余裕をもって取り組めるのでしょうか．

今回は生産性を高めるための考え方として米国をはじめ多くの人々に評価されとり入れられている「GTD®：Getting Things Done®」という考え方に基づいて，ストレスフリーで生産性を高めるための方法を紹介します．

1．3つの性質の仕事

まずは前提となる考え方についてお伝えします．ここではプライベートも仕事も含めて自分がやらなければならないことをすべて「仕事」として

扱います．そして私たちの仕事は3つの種類に分けることができます（図1）．

1）発生ベースでの仕事

これはすぐに対応しなければならないことなどで，救急の患者さんへの対応や，依頼を受けすぐに対応しなければならないことなどがあてはまると思います．

2）事前に明確にされた仕事

段取りされている仕事のことで，病棟の回診，論文の執筆を計画通り進めること，プライベートでは来月の家族の誕生日のプレゼントを今週末に探すことなどがあてはまると思います．

3）仕事の明確化

仕事の段取りそのものをつけることを指し，論文執筆の計画を立てること，先ほどの家族の誕生日のプレゼントをいつ買うかを決めることなどがこれにあたります．

A) 発生ベースでの仕事
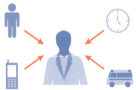

B) 事前に明確にされた仕事
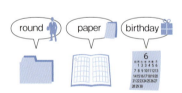

C) 仕事の明確化
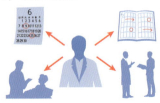

図1 ● 3つの仕事の種類

さて，この3つの種類でみた場合，1つめの「発生ベースでの仕事」をコントロールすることは難しいといえます．当たり前ですが，救急の患者さんが発生すること自体をコントロールするのは難しいからです．

ここから先は「発生ベースでの仕事」以外の「事前に明確にされた仕事」「仕事の明確化」に焦点をあてて，冒頭のよくある状況に対して，より生産性を高めるためのヒントを紹介いたします．

2. 生産性を阻害する要因

皆さんは自分自身のやらなければいけないこと，またやりたいことをどのように管理していますか？例えばTo-Doリストを作成して，日々メンテナンスしているという方も多いのではないでしょうか．リストにしたり，ITツールを使って管理していても，それ以外の依頼事・やらなければならないことがどんどん追加されてリストが減らない．書き足さず，つい頭で覚えたままで対応するのでリストが形骸化してしまう．という話もよく聞きます．

そのリストの書き方も含め，生産性を阻害する3つの要因をみてみたいと思います．

1) 頭のなかで管理しようとする

「あ，あれをやっていなかった」と思い出すことは誰でもあると思います．残念ながら私たちの頭は，それができるときに思い出せればいいのですが，いつもそうとは限らず，むしろできないときに思い出すことが多かったりします．「あれをやらなければならない」と頭に浮かんでもその場で行動できなければ，行動できるときまで覚えておかなければならないのですが，すべてのやらなければならないことを覚えておくことはできません．また覚え続けておくにはエネルギーを必要としますし，ほかのことへの集中を欠いてしまいます．

2) 必要な作業や行動に落とし込まれていない

これまでみてきた多くのTo-Doリストは単にやるべきことを項目としてだけ書いているものが多く，必要な作業や行動にまで落とし込まれているものは少ないといえます．例えば先ほどの家族の誕生日プレゼントについていえば，「長男の誕生日プレゼント」とは書かれていてもそれを「お店に行って買う」のか「ネットで探す」のか，まずは「最近の長男の好みを奥さんに聞く」のかによって行動は変わってきます．まず何を具体的に行動するかを明確にしておかないと，動けるときにすぐ動けませんし，ややもすると「やらなければならないと気にはしていること」として，頭のなかに残ったままになるかもしれません．

3) 刻々と変わる状況に対応できない

やらなければならないことをリストにして，スケジュール管理を精緻に行っても次々新たなことが起こってきます．またそれらに対応するためのスケジュールを書き直すのも一苦労です．なかなか刻々と変わる状況にうまく対応できるシステムや管理方法が見つからないというのも現実ではないでしょうか．

これらの阻害要因を克服するための考え方がGTD® です．

3. GTD® の5つのステップ

GTD® は5つのステップから構成される考え方です（図2）．

ステップ1　把握する（Capture）

新たに発生する仕事，気になることをすべて頭の外に出して集めます．書類やメール，頭のなかで**気になっていることや，やらなければならないと思っていることをメモなどに書いて頭の外に出します**．この段階では先ほどの「長男の誕生日プレゼント」と紙に書かれたもので構いません．頭のなかだけで管理しようとしても難しいのは先の生産性を阻害する要因で

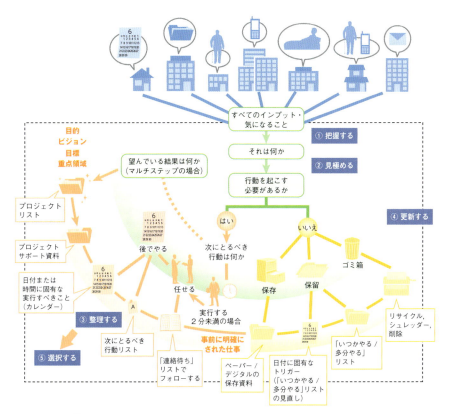

図2 ● GTD® ワークフロー
文献2を参考に作成

も書いた通りです．まずは頭の外に出すことがポイントです．

ステップ2　見極める（Clarify）

次に「把握」したものを「見極める」というステップを踏みます．その際のポイントは「行動」です．頭で気にしたり意識だけしていても「行動」を管理することは難しいです．まずは**行動が必要なものかどうか，行動するのであれば「次にとるべき行動は何か」を具体的に明確**にします．先ほどの「長男の誕生日プレゼント」で行動すると判断したら「最近の長男の好みを奥さんに聞く」という具体的な行動を設定します．さらに奥さんに

聞くことで終了するわけではないので，この件についての「望んでいる結果」として「長男の誕生日プレゼント購入」ということも明らかにします．要は何をしたいのかを明確にするということです．

また，奥さんに聞いてみないと何を買うのか，誰が買うのかも決められませんし，想定して決めておいても変わる可能性もありますので，奥さんに聞いた後の行動をこの段階で事細かに決める必要はありません．

その行動をやっている状態とやり終えた状態が明確になっていることがポイントです．

ステップ3　整理する（Organize）

このステップでは主に「次にとるべき行動」を必要なときに見たり，実際に行動したりしやすいように整理しておきます．具体的にはリストにしておくと便利ですが，先ほどの**抽象的なTo-Doリストとは違い「次にとるべき行動」をリスト化しておきます**．その際行動をする状況ごとに整理しておくとさらに便利です．例えば人に直接確認することだけをまとめておいたり，医局ですること，出かけた際の買い物リストなども1つです．先ほどのプレゼントの件なら，「奥さんに確認すること」というカテゴリーのリストをつくってあるとすれば，そのなかに「長男の最近の好みを聞く」と書き加えます．

ステップ4　更新する（Review）

刻々と変わる状況に対応して，上記のステップ1〜3までを行い，アップデートします．

先ほどの例なら長男がサッカーに興味をもちはじめたということをたまたま奥さんから聞いていたのでサッカーボールについてネットで調べるという行動を見極めて，リストに整理します．文字にするとこの3つのステップは多く感じるかもしれませんが，実際には慣れてくれば瞬時に判断して見極めて整理できるようになります．特に「**見極める**」ことは主に「**次にとるべき行動**」は何かを考えて，**判断する作業になりますが，これを避けて考えることを先送りにしたままだと結局「気になること」が滞留したままになってしまいます．**定期的に少しまとまった時間をとって「更新する」

ことも効果的です．

ステップ5　選択する（Engage）

ステップ1〜3で整理された行動を，使える時間・何ができる状況か・使えるエネルギー・役割としての重要度と優先順位などに照らし合わせて選択して実行します．ここでも長男へのプレゼントの件を例にあげると，ちょっと一息つきながら「サッカーボールについてネットで調べる」を選択して実行します．そのまま購入になるかもしれませんし，現物をスポーツショップに見に行くという行動になるかもしれません．実際にはステップ1〜3をしっかり行い，適宜ステップ4を行っていれば，直感的に選択しても自信をもって選択できるでしょう．

さて，簡単にGTD®の5つのステップを紹介しましたが，**何が自分に起こっているのか，気になっていることは何かを十分に把握していないなかでの優先順位づけはあまり意味がありません**．まずはステップ1の通り気になることを書き出して頭の外に出すことが大切です．そして行動することについては「次にとるべき行動」は何かを明確にするだけでも頭のスッキリ感は変わってくると思いますし，ストレスフリーにも役立ちます．

また前述の5つのステップはITツールを使ってもできますが，紙でも十分に実行できます．

おわりに

冒頭の3つの性質の仕事に話は戻りますが，皆さんの1日の時間とエネルギーの使い方はこの3つに照らし合わせてみると，平均してどのような割合になりますか？

仕事の内容や役割によっても違いますので，絶対的な正解はありません．「事前に明確にされた仕事」を効率的にこなしていけるとよいのはいうまでもありませんが，そればかりでは「発生ベースでの仕事」に移行していってしまうということもできます．つまり「仕事の明確化」も意図的に行わ

ないと「事前に明確にされた仕事」は徐々に減っていくことになってしまいます．今回ご紹介したGTD®の5つのステップ，特に「把握する」，「見極める」，「整理する」が「仕事の明確化」を行うことそのものであることをつけ加えさせていただきます．

情報の量もスピードも加速度的に増加する現代，効率を上げ，時間管理を緻密に行うだけではもはや対応は難しくなっています．**次々に起こることの，また押し寄せる情報の，自分にとっての意味を考え，自信をもって判断できなければ，押し流されるだけになってしまうでしょう．**GTD®はこのことを可能にするものです．

本稿が，学会の準備や論文の作成，家族との時間の確保など，日々の仕事に余裕をもって取り組むことにお役立ていただければ幸いです．

◆ 文献

1)「Getting Things Done : The Art of stress-free productivity A brand new edition for 2015」(David Allen), Penguin Books, 2015
2) David Allen Company : GTD® Mastering Workflow Series:Level One Fundamentals. Course Workbook, 2012
3)「全面改訂版 はじめてのGTD ストレスフリーの整理術」(デビッド・アレン/著，田口元/監訳，近藤克明/編集協力)，二見書房，2015

(近藤克明)

実践編

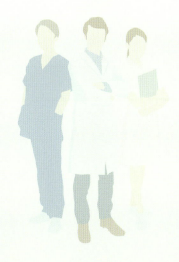

実践編

仕事を教える
～医療人1年生にはこうやって教えよう～

はじめに

　皆さんは，新人のときに先輩方からどのように仕事を教わったでしょうか．ひと昔前の職人のように，先輩の姿を見て技を盗むような学び方をしてきましたか？　それとは逆に，手とり足とり先輩から仕事を習ったでしょうか．さまざまな学び方をして現在があるのではないかと思います．手厚く習わなくても，現在は困らずに仕事ができていれば，あなたはとても優秀です．

　皆さんは国家試験を受験し，合格して免許を取得しました．その教育課程のなかで，患者教育や患者指導について学習したとしても，職場での同僚・後輩への「仕事の教え方」は習いましたか？　察するに習っていない人の方が多いのではないかと思います．本稿では，免許を取得したばかりの医療人1年生に「作業分解シート」を用いて，「正確に」，「安全に」，「良心的に」仕事ができるように覚えさせる方法について具体的にご紹介したいと思います（➡ 知識編 第2章-1参照）．

1．教える前に

●作業分解シートの作成

　TEAMS-BI（Training for Effective & efficient Action in Medical Service-Better Instruction）で行っている「仕事の教え方」では，この作業分解シートをもとに仕事を教えます．作業分解シートを作成するのは，指導者が順序よく，わかりやすく，必要なことを落とすことなく指導する

ためです．また，作業分解シートを使用することで，指導上の無駄をなくすだけではなく，自信をもって指導することができます．指導者間でも指導方法のマニュアルとして活用できます．

■「作業名」「教える対象者」「必要なもの」を記入

　作成手順としては，はじめに指導者が作業をシートの「作業名」，「教える対象者」，「必要なもの」に記入します．例えば，ここでは，「静脈留置針による静脈穿刺」を例にとって解説します．

　　作業名：静脈穿刺

　　教える対象者：筑波花子（新人看護師入職２カ月）

　　必要なもの：静脈留置針，アルコール綿，肘枕，駆血帯，テープ，ドレッシング材，使い捨てシーツ，膿盆，トレイ，手袋，輸液に輸液セットを付けたもの，モデル人形

となります．ここで大切なことは，作業分解シートを作成するにあたり，教える新人看護師（筑波花子）の静脈穿刺に関するレディネス（準備状態）を把握していることです．なぜならば，作業分解シートを作成する際，教える対象のレディネスによって，作業を分解する細かさが変わってくるからです．

■「主なステップ」

　次に作業分解シートに「主なステップ」，「キーポイント」，「キーポイントの理由」を記入します．「主なステップ」とは，仕事を進めるための主な作業手順のことをいいます．初学者の場合には，「指示を確認する」，「必要物品を準備する」（表1）といったステップで1つ1つの作業手順をより細かく記載していきます．採血をすでに習得している場合は，この主なステップを一部省略しても構いません．今回は，医療人1年生という設定で初学者をイメージして表1を見てください．主なステップを書くときは，必ず主語（〜を）と述語（〜する）で表現します．例えば「必要物品を準備する」，「患者の本人確認をする」，「同意を得る」といった具合です．

■「キーポイント」のとり出し

　次に「キーポイント」をとり出していきます．キーポイントとは，主なステップを「どのように実施するのか」を書きます．このときに大切なことは，**曖昧な言葉は使わない**ということです．例えば，「しっかりと」，「がっ

表1 仕事の教え方 作業分解シート

作業名：静脈留置針による静脈穿刺

教える対象者：筑波花子（新人看護師入職2カ月）

必要なもの：静脈留置針（22G/24G）・アルコール綿・肘枕・駆血帯・テープ・ドレッシング材・使い捨てシーツ・膿盆・トレイ・手袋・輸液に輸液セットを付けたもの・モデル人形

＊「キーポイントの理由」「キーポイント」「主なステップ」の順につなぐと，一文になる表現で記述
　（例）「結びやすいように」「20cmの間隔で」「ロープをつかむ」

番号	主なステップ 「○○する」 仕事を進めるための主な作業手順	キーポイント 「どのように」 ステップについて次に該当するもの (1) 仕事がきちんとできるか，だめにするかを左右するもの—**成否** (2) **仕事をする人が**けがや感染をする恐れのあること—**安全** (3) 仕事を**やりやすく**するもの—勘，コツなど	キーポイントの理由 「何のため」
1	指示を確認する	・電子カルテの画面を見ながら	・指示された内容の処置を実施するために（成否）
2	必要物品を準備する	①チェックリストを用いて ②破損がないか目視しながら	①忘れ物のないように（成否） ②使用物品の滅菌状態を確認するため（成否）
3	患者の本人確認をする	①ネームバンドを確認しながら ②患者に氏名（フルネーム）と生年月日を言ってもらいながら	①患者を誤認しないように（成否） ②患者を誤認しないように（成否）
4	同意を得る	・静脈穿刺を行うことを説明して	・インフォームドコンセントのため（成否）
5	衣服を整える	・袖をまくり上げて	・穿刺しやすいように（やりやすさ）
6	穿刺部を選択する—1	①利き手でない・乳房切除側でない・シャント増設側でない・麻痺側でない・皮膚炎でない前腕部で ②関節付近は避けて ③以前挿入された部位より中枢側で	①長期に維持するため（成否） ②長期に維持するため（成否） ③血管外露出を避けるため（成否）
	穿刺部を選択する—2	・血管の走行が真っ直ぐな部位で怒張している血管で	・穿刺しやすいように（やりやすさ）
7	手袋を装着する	・自分のサイズに合った	・感染予防のため（安全）
8	使い捨てシーツを敷く	・選択した穿刺部の下に	・汚染防止のため（成否・やりやすさ）
9	穿刺後使用する物品を配置する	①アルコール綿・ドレッシング材は袋から出して届く位置に ②輸液ラインは利き手と反対側の届く位置に	①片手で操作しやすいように（やりやすさ） ②片手でとりやすいように（やりやすさ）
10	駆血帯を巻く	①拇指をなかに手を握るよう説明し ②穿刺部より7〜10cm中枢側に ③血管が確認できる強さで	①筋肉を収縮させ末梢静脈の還流を促すため（成否） ②患者の心臓への静脈還流を阻害し，静脈を拡張させるため（成否） ③穿刺しやすいように（やりやすさ・成否）

以下省略　文献1を利用して作成

ちりと」,「よく」といった主観的な言葉は学習者にはわかりません．必ず「中心から円を描くように20cmの範囲で」のように具体的な文章で表現します．大きさや幅，長さ，重さ，角度などは数値として置き換えられるため，表現しやすいですし，学習者も容易に理解ができます．また，指導者の「こうやって」,「そうして」,「このように」のような表現も，学習者の理解を曖昧にする恐れがあるため控えましょう．しかし，手技によっては，非常に表現が難しい場合もあります．例えば「駆血帯を巻く」のキーポイントは，「拇指をなかに手を握るよう説明し」,「穿刺部より7〜10cm中枢側に」のように具体的に書きあらわしますが，実際には，駆血帯を巻く強さが大切になります．圧力の単位は「パスカル」なので，「○○パスカルの圧力で」と書かれても実際は理解できません．その際は「血管が確認できる強さで」とキーポイントに記入します．このように，言葉での表現が難しい場合は，実際に指導者がやって見せて学習者に触れてもらい覚えてもらうようにしてもよいでしょう．また，イメージしやすいよう動画や写真を使うのもよいでしょう．同じ巻くという手技でもわかりやすく表現できるものもあります．例えば，血圧計の「マンシェットを巻く」というステップのキーポイントは言葉で表現しやすいです．具体的には「ゴム嚢の中心が上腕動脈のうえにくるように」,「マンシェットの下縁が肘窩より2〜3cm上に」,「指が2本程度入る強さで」というようになります．ステップによっては，キーポイントがない場合もあります．

　もう1つ重要な点は，キーポイントのなかに「〜しないように」というような否定形の表現は使用しない，ということです．「〜しない」と言われても，学習者はどう振る舞えばいいかわからないからです．学習者がすぐ行動に移せるように，「〜しないように」するために「どうするのか」を具体的に書きます．例えば，「患者を誤認しないように」ではなく，患者を誤認しないように「ネームバンドを確認しながら」,「患者に氏名（フルネーム）と生年月日を言ってもらいながら」と表現します．

■「キーポイントの理由」の抽出

　最後に，「キーポイントの理由」を抽出します．これは，キーポイントを「何のために」実施するかという理由です．このキーポイントの理由は①仕事がきちんとできるか，だめにするかを左右するもの（＝成否）であるの

1 仕事を教える

か，②仕事をする人がけがや感染をする恐れがあること（＝安全）なのか，③仕事をやりやすくするもの―勘，コツなど（＝やりやすく）なのか，必ずどれかに該当するはずですので，どれにあてはまるのか考えて書きます．例えば，キーポイントの理由が「患者誤認防止のため」は成否に，「感染予防のために」は安全に，「穿刺しやすいように」はやりやすさになります．ここで1つ注意してもらいたいことは，「安全」とは学習者の安全を意味しているものであり，なかで最も重要な患者の安全に関しては「成否」になり混同しないようにしてください．

　うまく作業分解シートができたかどうかを確認する方法として，できあがった「主なステップ」，「キーポイント」，「キーポイントの理由」を後ろから読むと一文になっているかをチェックしてみるとよいでしょう．例えば主なステップは「使い捨てシーツを敷く」，キーポイントは「選択した穿刺部の下に」，キーポイントの理由は「汚染防止のため」となり，これをつなげると「汚染防止のために，選択した穿刺部の下に使い捨てシーツを敷く」という一文になります．これで，作業分解シートのできあがりです．作業分解シートの悪い例を（表2）と，その悪い理由，修正例（表3）をあげてありますのでご参照ください．

　これまで作業分解シートの書き方について説明しましたが，「こんなの面倒」と思われる方は，各施設で準備している看護手順や導入しているe-ラーニングなどを参考にして作業分解シートを作成すると手軽に行えるでしょう．

2. 作業分解シートを使用した「仕事の教え方」の実際

　知識編 第2章-1で，「教え方の4段階」について詳しく解説しています．この稿では，もっと現実的な方法，つまり「教え方の4段階」の原則を押さえつつ，どのように応用して仕事を教えるかということについて説明します．

表2 ● 悪い作業分解の例

	主なステップ 「○○する」	キーポイント 「どのように」	キーポイントの理由 「何のため」
1	消毒する	しっかりと	手技を清潔に保つため(成否)
2	胸腔穿刺をする	動脈を損傷しないように	手技を成功させるため(成否)
3	検体をボトルに注入する	患者の名前とボトルの名前を，もう1人とダブルチェックしてから	手技を成功させるため(成否)

文献1を利用して作成

表3 ● 表2の作業分解シートを修正

	主なステップ 「○○する」	キーポイント 「どのように」	キーポイントの理由 「何のため」
「しっかりと」を，具体的な指示に			
1	消毒する	中心から円を描くように20cmの範囲を	手技を清潔に保つため(成否)
否定形は，そうしないためにどうするかを考える			
2	胸腔穿刺をする	肋骨の上縁で	手技を成功させるため(成否)
ダブルチェックも主なステップになる			
3	患者とボトルシールの名前をダブルチェックする		手技を成功させるため(成否)
4	検体をボトルに注入する		手技を成功させるため(成否)

文献1を利用して作成

1）学習者のレディネスを確認

　教える場所と時間を決め，必要物品を準備します．ここでは，なるべく実際の臨床現場に近い状況設定で実際に使用している物品と同じものを使用することが重要です．現在は多くのシミュレーターが使用されていますので活用することでさらに学習効果が高まります．医療人の場合，学生時代から実習や演習などで，何らかの形で事前学習をしていることが多いと思います．また，学生時代にシミュレーターを用いて実技や見学の経験が

ある方もいるでしょう．特にe-ラーニングなどのメディアを活用して事前学習を行っている場合がほとんどではないでしょうか．この点を踏まえて医療人1年生の指導にあたる必要があります．学習者個々により事前準備に関する経験が異なると思いますので，指導者は準備状況を確認することが大切です．

2）第1段階：習う準備をさせる

ここは，知識編 第2章-1で詳細に説明されていますので参照してください．

3）第2段階：作業を説明しながらやって見せる〜第3段階：やらせてみる

知識編 第2章-1「教え方の4段階」を思い出してください．ここでは，指導者が，作業を説明しながらやって見せます．第2段階では，「主なステップ」，「キーポイント」，「キーポイントの理由」をそれぞれ強調しながら1つずつ言って聞かせ，やって見せます．これを3回くり返します．第3段階では，学習者に作業をやらせますが，1回目は指導者が黙って学習者にやらせて，2回目は主なステップを言いながらやらせる．3回目はキーポイントを言いながらやらせて，4回目はキーポイントの理由を言わせながらやらせます．合計4回やらせるというのが原則です．しかし，指導者が3回見せた後，学習者に4回やらせるということが現実的かどうかと疑問に思われる方もいるでしょう．これは，学習者の事前準備状況や実際に教えてやらせてみた状況によって回数を，指導者の判断で加減してもよいでしょう．すべての学習者にこの回数を強いる必要はありません．

また，この第2段階，3段階で重要なことは，学習者が一度に覚えられるだけの量を教えるということです．例えば，作業分解して40の主なステップがあるという手技があったら，一度に教えるのではなく学習者が覚えられる量にわけて教えます．作業の区切りのよいところで主なステップを10ずつわけ，4回にわけて教えるなど学習者に無理を強いないことが効果的な学習につながります．また，静脈穿刺を教える場合，すでに採血の経験がある学習者であれば，準備や駆血帯を巻き，血管の走行を確認することはできるでしょうから，採血とは異なる穿刺部位の選定や静脈留置針のもち方，穿刺のしかたなどについて時間をとって教えます．このように

学習者に合わせて教えることが大切です．大事なことは，**作業分解シートに沿って，言葉を変えずにやって見せること**です．初学者は言葉が変わってしまうと混乱します．同じことを言っているようでも違うように感じます．

4) 第4段階：教えた後をみる

ここでは，指導者間での作業分解シートの共有が大切です．学習者がどのように学んだのかを知り，統一した指導を行うためです．現場で起こりがちなことは，1つの手技で先輩のAさんとBさんが違うことを教えたというような場合です．患者の安全な医療と看護を提供するためには，確実な手技の習得が求められます．

3．応用例のご紹介

ここで，当院の研修で実際に使用している作業分解シートをご紹介します（図）．これは，入職1～2カ月の新人看護師研修で使用している作業分解シートです．新人看護師のレディネスは，看護学生のときに「車いすへの移乗の援助」に関しては，講義・演習・実習を通して何度か経験していることが多く，一通りの移乗の援助はできます．そのような新人看護師に対し，さらに技術の質を高め，看護師・患者双方に負担の少ない効果的な援助を身につけるためにこの研修を行っています．作業分解シートを見るとわかるように，ステップは5つ，しかしキーポイントはそれぞれ1～6つあります．初学者には6つのキーポイントは一度には多いと思いますが，この場合はすでに履修している技術ということで多くのキーポイントを一度に教えることが可能です．また，キーポイントの理由を作業分解シートには書かれておりません．1つ1つの理由は，学生時代にすでに学習しているからです．作業分解シートの応用として，キーポイントのなかでも非常に重要な7つについて「ポイント」として強調しているところです．

また，実際の研修では8名～12名の学習者を1名の指導者で1時間程度の時間で教えています．第2段階：作業を説明しながらやって見せる～第

作業名：ベッドから車いすへの移乗介助

教える対象者：新人看護師（入職1～2カ月）

必要なもの：ベッド・車椅子

> 移乗動作手順（5つのステップ 7つのポイント）
> 想定：患者をベッドから車いすに移乗介助する．患者は廃用症候群で体力および筋力低下の状況にある．身体機能は座位保持が可能．立位保持は掴まるものがあれば可能だが，立ち上がりは介助が必要

ステップ	キーポイント
1　移乗動作の準備をする	ベッドと車いすは30°の位置になるように設置し 膝関節が90°以上屈曲しないようベッドの高さを調整し 腰掛け位置を前方かつ回旋し，できるだけ車椅子に近づける 真上から膝を見たときに，つま先が見えない位置まで膝が曲がっているか確認し 両足を肩幅程度開かせる
2　介助者が患者を介助して立つ	患者の前に前後開脚して立ち 足は患者の足の間に入れる 患者のズボンを掴み 「これから立ちますよ」と声かけし 介助して一緒に膝を伸ばしながら 立った後に安定を確認して
3　患者に車椅子の手すりをもたせる	患者から遠い方の手すりを
4　患者を座らせる	「車椅子に座りましょう」と声をかけ 患者の重心を車椅子側にずらし 車椅子臀部が向くまで身体を捻じり 「おじぎをするように」と声をかけ 介助者は自分もしゃがみながら 前屈を促すよう臀部を車椅子に押し下げて
5　座位姿勢を整える	腰変え位置が前方であれば後ろに座るよう声かけし 自分でできないようであれば，介助して

ポイント1：ベッドの高さや膝の角度は力の弱い患者が立つためには重要

ポイント4：まずは一緒に立ちましょう．回旋動作は，そのあとで！性急な動作は患者を怖がらせます

ポイント5：おじぎをするように促すと，患者の膝も曲がりやすく，椅子の後ろに座らせることができます

ポイント6：立たせたり，座らせるときは自分の膝の屈伸を使いましょう

図● 実際に使用している作業分解シートの例
各キーポイントごとの細かいステップと追加のキーポイントを右に示した．筑波大学附属病院リハビリテーション部　石川公久副部長 作成

腰掛け位置を前にずらす	
ステップ	キーポイント
座位で重心を左右に移動する	バランスが保てないときは両手を座面に着いたり,手すりに掴まって 自力でできないときは,肩をもって重心移動を介助しながら
浮いた側のお尻を前に出す	身体を捻じりながら 自力でできないときは,肩をもって浮いた側の肩を手前に引くことで

患者のズボンを掴む
ステップ
膝を曲げて,前屈し 患者の腋下から手を入れ 患者のズボンの左右のポケット付近を

ポイント2:患者の足を開く,介助者が脚を開いて立つことは,支持基底面を広げます

患者と一緒に立ち上がる
ステップ
介助者は掴んだズボンを手前に引きながら 介助者の重心は前足から後ろ足に移動しながら

ポイント3:ズボンの左右を掴むことはズボンをハーネスとして使うのに重要 決して後方を掴んでダメ!

車椅子座位姿勢の修正介助	
ステップ	キーポイント
介助者は車椅子の後ろに立つ 患者に腕を組ませる 介助者は患者の前腕をもつ 介助者は患者に覆いかぶるようにして 患者の腕を引く	足を前後に開いて 患者の腋下から手を入れて 患者に前屈するように指示し 患者の腕を手前上方に

ポイント7:患者を引くときは自分の体も曲げて腹筋も使います.決して腕だけでは引かないで!

3段階：やらせてみるでは，3回見せて，4回やらせるという原則ですが，実際には1〜2回見せて，2〜3回やらせています．実際に，新人看護師の反応を見ながら，指導者は回数を決めています．このように，実際の研修ではTEAMS-BIの原則を踏まえながら応用して教えています．各施設の状況や，教える内容，学習者のレディネス，指導者のマンパワーなどを考慮しながら，まずはTEAMS-BIを実施してみてください．

4. TEAMS-BIの最大のメリット

TEAMS-BIの最大のメリットは，職種を問わずに教えることができることです．すべての医療人が職種の枠を超えて，同じ手法や言語を用いることで互いに教え合う組織風土ができていきます．TEAMS-BIの基本概念である「相手が覚えていないのは自分が教えなかったのだ」を言いかえると，指導者は学習者が仕事を覚えるように教える責任があるということです．つまり，TEAMS-BIの最大のメリットは，どんなに不器用な人でも，覚えの悪い人でも相手に合わせて教えられる手法であるといえるでしょう．

おわりに

TEAMS-BI「仕事の教え方」のなかの作業分解シートの作成とこれを用いた実際の仕事の教え方について説明しました．医療や看護では「個別性」ということを重視します．特に治療計画や看護計画は原理原則を踏まえつつ，患者個々にあったものが求められます．「仕事の教え方」も，学習者に合わせた作業分解シートの作成が必要であり，実際の指導にあたっては学習者個々の学習状況に合わせた指導計画が重要です．

◆ 文献

1) 多職種22【人材養成プログラム：TEAMS-BI「仕事の教え方」】BI　作業分解シート：http://www.hosp.tsukuba.ac.jp/team_iryo/e-team/cms/wp-content/uploads/2015/02/badc2066f55b227cd13dde738a44067d.pdf（2016年5月閲覧）

2）「Training Within Industry: The Foundation of Lean」(Donald AD), CRC, 2005
3）「Getting to Standard Work in Health Care: Using TWI to Create a Foundation for Quality Care」(Graupp P), CRC, 2013
4）「トヨタ経営大全1 人材開発 上」（ジェフリー・K・ライカー，デビッド・P・マイヤー/著，稲垣公夫/訳），日経BP社，2008
5）「改善が生きる，明るく楽しい職場を築く TWI実践ワークブック」（パトリック・グラウプ，ロバート・ロナ/著，成沢俊子/訳），日刊工業新聞社，2013
6）「TWI活用の手引（改訂増補版）仕事の教え方 監督者訓練技法の自習と活用のために」（小川達夫，加藤貞雄，他，厚生労働省職業能力開発局/監），雇用問題研究会，1993
7）「新人看護職員研修の手引き ガイドラインを活用した研修の実際」（坂本すが/編），日本看護協会出版会，2011
8）「看護職としての社会人基礎力の育て方 専門性の発揮を支える3つの能力・12の能力要素」（箕浦とき子，高橋恵/編），日本看護協会出版会，2012

（石塚孝子）

実践編

2 業務を改善する
~実行する際のヒント,コツ~

はじめに

　本稿を読んでいるあなたは誰かのために現場を変えたいという情熱の持ち主でしょう．診療以外にも力を発揮しようとするその意欲がまず素晴らしいです．知識編 第3章-1 ではTEAMS-BPを紹介しました．本稿では，筆者がTEAMS-BPを職場に導入した際の気づきをまとめました．はじめて業務改善をする際の参考になればと思います．

1. 筆者の業務改善への芽生え

　筆者が2010年に後期研修をはじめたころは，とにかく病棟業務が忙しかったです．筆者が総合診療科体制に慣れていないこともありましたが，病棟業務がやりにくい，辛い，もっとうまくできるはずという思いがどこかにありました．そこから私は2012年に水戸協同病院でチーフレジデントの制度をつくり，全入院患者の横断的マネジメント，教育のスケジュール管理，カンファの運営を行いました．レジデントが働きやすい職場をつくるために1年間尽力しました．

　チーフ業をはじめたころは現場をよくしようという情熱はあったもののノウハウは持ち合わせていませんでした．どうしたらうまく改善できるのかチーフをやりながら，院外の勉強会でリーダーシップ，ファシリテーション，コーチングなどのスキルを学びました．

2. TWIとの出会い

　ちょうどチーフレジデントのころに，所属する筑波大学附属病院で「患者中心の医療を実践する人材養成の体系化」事業（http://www.hosp.tsukuba.ac.jp/team_iryo/e-team/hel_unit/unit5/?type=hel_program，2016年5月閲覧）が推進され，その一環として開催されていました**TWI (Training Within Industry)** と出会いました．TWIの「ムダを省いて人の仕事の価値を高める，少ない人手でもクオリティの高いサービスを提供する」というコンセプトは，まさに私が実現したいもので，日本の医療者のニーズにも合致して，新しい流れになると直感しました．すぐに1コースが2日間10時間あった3コースすべてを大学で受講し，職場で活用しました（図1，筆者作成の学会ポスター，一部抜粋）．

　さらに，日本産業訓練協会で6日間のコース（http://www.sankun.jp/seminar/?ca=3，2016年5月閲覧）を受講してインストラクター資格を取得し，医療版TWIともいえるTEAMSを筑波大学附属病院のメンバーで開発しました．今ではTEAMSを講師の1人として大学病院で主に開催し，院外でも一部実施しています．そして，TEAMSがどんな具体的な変化を起こすのかを提示するために，現在臨床研究も行っています．

　ここからは，TEAMS-BPのカード（表）に沿って，私がどう実行したかを述べていきます．

3. 第1段階：作業を分解する（現状をすべて把握する）を行うとき

1）「現場」を見る，当事者の話を聞く

　改善したい問題を見つけたら，まずは現状を正確に把握することからはじめます．把握するためには，「現場」へ足を運びましょう．そして，診療を思い出してほしい．誰かのプレゼンテーション・報告のみからイメージした患者像と実際が異なり，アセスメントの変わることを経験したことがあるでしょう．それ以上に業務の改善では，会議室で現状と問題点を列挙

作業分解シートを用いた多職種カンファランスにおける業務改善の取組み

【背景】
チーム医療の現場では,職種間で連携して業務を遂行することが求められる.
しかし,多職種のかかわる業務では,1つの部署の作業の遅れやミスが,他の部署の作業遅延につながり,結果として大きな問題に発展する可能性がある.
そこで,多職種で業務を見直し,改善する新たな方法として「作業分解シート」を取り入れた.

【取り組み】
- **各部署カンファランス**:現在行っている業務を作業分解シートを用いて詳細に記述・検討した.
- 改善した「業務進行表」を作成した.
- **多職種カンファランス**:新たな業務進行表をもち寄って行い,手順の整合性を確認・修正した.
- 院内にこの作業を広めるため,「院内講演会」を行った.
- 各部署のメンバーで新たな業務手順を共有した.
  いずれの過程にも医療安全委員が参加した〔参加部署:医局・看護部(ER・ICU)・薬剤部・放射線部・検査部・医事課〕.

【結果】
- 作業分解シートを用いることで,現在のマンパワー,設備,機材を変えることなく,有効に活用する改善策を立案できた.その結果,業務の効率化,時間短縮につながった.
- 各自の専門性が全体にどう影響しているかを知り,他部署のメンバーと考え方を相互に理解することで,組織力を高めることができた.
- この作業をくり返すことで,PDCA(Plan, Do, Check, Act)サイクルをまわすことができる.

【考察】
作業分解シートを用いて多職種カンファランスを行うことで,チーム内のコミュニケーションを高めながら,業務改善を図ることができる.
これは病院内のプロトコールやクリニカルパス作成,さらに地域の保健医療施設でも活用が期待できる.

図1 はじめて筆者が職場で行った業務改善の取り組み
第8回医療の質安全学会学術集会(2013年11月23日)の学会ポスターより抜粋

して,改善策を話し合うだけでは不十分です.その報告は,その人から見えている現状でしかありません.それよりも,どんな場所で,どんなふうに作業が行われているかを実際に見ることが重要です.現場に足を運ぶことで,皆が協力的にもなります.そして,自分の目で見ながらメモをとり,詳細をシートに記述します.

事務手続きや生産ラインのような流れ作業なら毎日同じことをくり返しており,直接観察することができます.たまにしか発生しないことであれば,発生した直後に複数人から話を聞くとよいです.これは時間が経つほどに描写が曖昧になるのと,1人だと当事者の主観が混じるためです.

同じ作業のはずなのに,人によってやり方が違うことに気づくかもしれ

表 ● 業務の改善の仕方（TEAMS-BP）

現在の物品，機器，設備，マンパワーを最も有効に使うことによって，質の高い医療サービスを効率よく提供するのに役立つ実際的方法
第1段階：作業を分解する
1. 作業1つ1つについて，現在行われている方法をそのまま記録する
2. 作業の**全細目**について，できるだけ詳しく**具体的に言語化**する
第2段階：細目ごとに自問する
1. 次の自問をする ・なぜ？：本当に**必要**か？ ・なに？：その**目的**は何か？ ・どこ？：最適な実施**場所**は？ ・いつ？：最適な実施**時期**は？ ・だれ？：最適な**人材**（職種，人数）は？ ・もっとよい**方法**はないか？
2. 同時に次について自問する 　物品，機器，設備，配置，動作，安全，整理整頓，標準的な医療，患者さんの視点
第3段階：新方法に展開する
1. 不要な細目を**取り去る**
2. できれば細目を**結合する**
3. 細目をよりよい順序に**組み替える**
4. 細目をより簡単**にする** 作業をより容易に，安全で質の高いものにするために ・物品，機器および設備を**適切な動作範囲の最もよい位置**に置く ・リスクの発生を**未然に防ぐ** ・**新たなツール**を利用する
5. 多職種を含めた**チームで話し合う**
6. 新方法の細目を**記録する**
第4段階：新方法を実施する
1. 新方法を上司・同僚・部下に**納得**させる
2. 新方法について，関連する他の職種・部署の**理解と協力**を得る
3. 安全，コスト，各種手続き，医学的事項について関係者に最後の**承認**を求める
4. 新方法を**仕事に移す**．次の改善ができるまで用いる
5. 他人の**功績**は認める

ません．もし，それを見つけたら，作業が「標準化」されていないということで，それ自体が問題になりえます．ルールを逸脱して，我流で行うために大事なことが抜け落ちます．または，その人だけがうまくやるコツを

知っていることもあります．三者三様の手順があったら，それぞれを記録しておきましょう．

　筆者は，他職種の職場を見に行ったときに，こんなにもその職場を知らなかったのかと，自分の無知に驚き，またはじめて知ることが楽しくもありました．そして，問題の起きている現場をみると，なぜこのような手順でやっているのだろうか，やりにくそうだと違和感を感じることができました．時には医師の一言が，メディカルスタッフに多大な労力を強いている現場にも遭遇するでしょう．

2）測定する，問題の影響を具体化する

　現状把握の一環で，時間，距離，実施回数，コスト，ミスの数，スタッフ・患者の満足度など，現状を測定できる部分を探しましょう．1回が10分でも1日に複数人が何度も行う作業だと年間数十時間になります．1日8時間で仕事をこなさなければならないなかで，ちりも積もれば山となります．現在その作業にどれだけの手間をかけているかを知ることで，ゴールも具体的な数字で描くことができます．これが後の第4段階で活きてきます．Outcomeが明確ならば，その業務改善を臨床研究（看護研究）にすることもできます．

4）改善チームをつくる，協力を得る

　複数の部署，多人数がかかわる業務を改善する際には，改善の過程にも各部署のメンバーの協力を得られるとよいでしょう．医師（あなた）だけの視点よりも，多角的に検討して，よい改善案ができます．作業者（現場の人）にかかわってもらうことで，新方法のおしつけにならず，第4段階：新方法の実施がうまくまわります．

4．第2段階：細目ごとに自問する（現状のプロセスを分析する）を行うとき

1）なぜ？ Why？：本当に必要か？

　現状を安易に肯定せず，すべてになぜ？と疑問を投げかけてみることが

大事です．ここで作業をゼロ（廃止）にできたら100%の改善となります．私の経験からは，なぜ？が作業をみているだけではわからないステップが必ずあります．現場で尋ねると，「そういうもの（ルール）だから」「誰々に昔言われたから」「え？なぜって言われても」といった答えが返ってきます．そこから一歩踏み込んで，なぜ？をくり返して，行っている目的をはっきりさせましょう．他部署の指示で，となった場合には，当該部署にも足を運んで，同じように第1段階のプロセスを把握し，本当に必要なのかを検討します．すでに不要なことかもしれません．

また，このあとの時期，場所，人材，方法を考えて，「……すれば不要」というアイデアが出ることもあります．

【なぜ？から廃止した例】

入院中の患者を検査や外来へ受診させることがあります．朝の時点で，患者のIDカード（図2）を病棟から外来へまとめてもっていき，入院していない患者と同じように受付をすませる手続きが必要でした．外来の定期受診の患者は，来院したことの確認に，IDカードで受付を行います．しかし，入院中の患者は，院内にいないはずがありません．なぜ？この作業が行われているかを確認すると，電子カルテシステムのない時代の名残でした．廃止となりました．

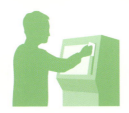

図2 ● IDカード

2) いつ？ When？ どこで？ Where？

最適な実施場所はどこか．これは点滴薬剤や処置の用意をする作業で該当します．物品をとりに何度も手足を動かす現場があれば，作業を観察しながら，作業分解シートとともに動線を描いてみましょう．物品の置き場，設備の配置を変えることができます．

次に，最適な実施時期はいつか．

【When？から変更した例】
　最適な実施時期を考える作業が，知識編 第3章-1 で紹介したように他部署とのかかわりを意識するステップのはじまりになっていることがあります．また採血のように，結果が出るまで一定の時間がかかり，それが律速段階になっていることもあります．そういう場合は，自分の部署ではこれまで最後にやっていたとしても，前半に行った方が，他部署を含めた作業全体としては早くなるでしょう．どんな順序で？どの細目の前，あるいは後がいいのか？といったことも考えましょう．

3）誰が？ Who？

　他の人に割り振ることは，解決といえません．全体からみれば作業量は変わりません．その人たちがやる明確な理由・メリットがある，誰かに変更することで作業を一まとめにできる，といった際には意味があります．単に医者の仕事ではないからと振ると，関係の悪化，誰かの負担増となってしまいます．

4）どのように？ How？

　ここまでのステップを丁寧に行うと，自然とどのように？への答えが出てくることが多いです．作業者自身が改善のアイディアを発見する．アイディアをもっていたけれど実行のしかたがわからなかった．また，多職種が議論に入っていると，うちではこうしているという視点の違いも垣間見えます．ここで改善のアイディアを集めるのは楽しい瞬間です．ついつい1つの案をすぐに実行したくなりますが，ぐっと我慢して，すべてのアイデアを書き出すことに注力しましょう．より大きな効果を出す改善案が出てくるかもしれません．

　ここまでの自問をするときに，知識編 第3章-1「表3　9項目の自問の仕方」に合わせて自問します．

【変更例】

物品：もっとよい，安い，手に入れやすい物品を使えないかを自問して，導入になった小さな事例があります．12誘導心電図検査について検討を行ったときです．

現在の作業：胸部誘導に電極のみを使用し，接触をよくするために，先に患者の皮膚にクリームを塗る．電極を装着し，記録．外したらクリームを拭く（図3）．

作業の内容：現場でその聴取をしている際に，感染管理が必要な患者に着けたら，金属を洗っている．肋骨の浮き出たやせた人には，隙間ができるから貼るのも大変である．

アイディア：本当は白い電解質パッド（吸着補助具）を装着すると，クリームの塗り拭きがなくなり，楽になる．でも禁止されている．

なぜこの物品が導入できないのか，関連する職種に確認をとっていきました．すると禁止された理由は見つからず，採用を歓迎する声が多数聞かれました．というわけで，採用する方向に即日なりました．

1回あたりの削減時間は1分に満たないかもしれません．しかし，年間4,000件の検査件数を考えると，年間50時間くらいの労力と不合理に対するストレスを削減できました．長年皆が便利だけど使えないと思っていたことが，職種を越えて検討したことで，即日改善することができました．

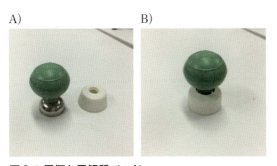

図3 ● 電極と電解質パッド
Bは装着した写真．販売元はこちら http://www.fukuda.co.jp/medical/products/ecg/pdf/ecg.pdf（2016年5月閲覧）

5. 第4段階：新方法の実施

　素晴らしい方法が見つかったあなたは，実行したくてうずうずしていることでしょう．しかし，ここで一呼吸おきましょう．職場の全員があなたと同じように問題意識をもち，改善をしたいわけではありません．現状の方が心地よい人もいます．「決定事項ですから明日からこうしてください」では，受け手は難色を示すでしょう．職員を，変えてもいい，変えたいという気にさせることが大事です．

　例えば，あなたが業務改善のための企画書で，第1段階で測定した数字と改善後の目標値を示して，具体的な改善効果をみせる．新方法を実施しやすいように手順書の配布やレクチャーを行う．TEAMS-BI「仕事の教え方」を用いて，新方法を教える．キーとなる職員には事前に根回しを行い，承諾を得る．第4段階は，本書で紹介したノンテクニカルスキルをフル活用する場面といえるでしょう．

おわりに

　改善は楽しい．誰かのため，情熱をもって一歩踏み出せば，職場の皆もそれに応えてくれます．そのやる気とTEAMS-BPを合わせれば，きっとあなたの病院でも業務を改善できるでしょう．小さなことからはじめてみましょう．

（五十野博基）

実践編

3 システム思考を使った問題解決

はじめに

「looking-for-keys-under-the-streetlight（街灯の下で鍵を探す）」ということわざがあります．鍵をなくしてしまい，街灯の下で鍵を探している男に「本当にここでなくしたのか？」と聞くと，男は「いいえ，向こうの方は暗くて何も見えないので，街灯で照らされたこっちを探しているのです」と答えます．このように，われわれは目の前にあるわかりやすい解決策を選ぶ傾向にあります．問題解決を阻む最大の要因はこのような視野狭窄なのです．

システム思考はわれわれの視野を広げるよいツールです．システム思考の原則の1つに，「レバレッジポイント※は問題から離れた場所にある」という言葉があります（➡ 知識編 第3章-5参照）．

> ※レバレッジポイント：小さな力で大きい効果を生むような介入点のこと

経済学者の伊藤元重氏は，著書のなかで「アルカイダはアフガニスタンの貧困の中で根を張った」と述べています[1]．テロリスト壊滅を目的としたアフガニスタン空爆の影響で，大量の難民が生まれました．難民の子どもたちの多くは，貧しさゆえに無料の宗教学校に通うことになります．その学校の一部が過激なイスラム原理主義を教えこむことにより，未来のテロリストが生まれていくという構造を指摘しています．つまり，テロ組織への攻撃という応急処置が，未来のテロリストを育てていたのです（図1）．

このように，システムの全体像を理解していくと，テロの問題を解決す

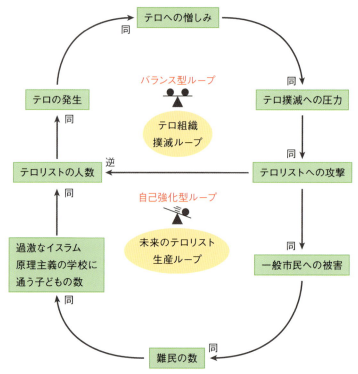

図1● テロリストが生まれる構造

るための方法は，テロ組織への武力行使だけではないことがわかります．未来のテロリストを生み出していく水面下の構造に目を向ければ，貧困層の子どもたちがよい教育を受けられるようなしくみづくりという根本的な打ち手がみえてきます．システム思考によって，因果の構造を広く捉えれば捉えるほど，介入点が増えていくのです．

1. 視野を広げて，構造を捉える

　ここでは，医療現場でよく起こりがちな「看護師の離職率が高い」という問題についてループ図を用いて紐解いていきます（図2）．ループ図については 知識編 第3章-5 も参照にしてください．

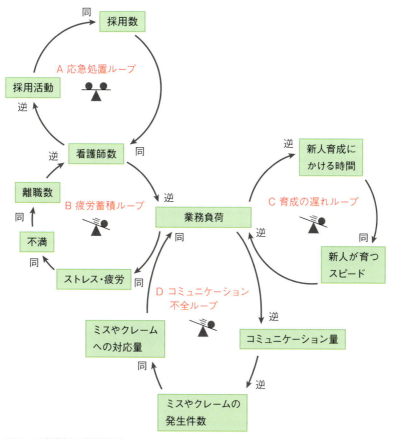

図2 ● 看護師の離職構造

　まず，Aというループからみていきましょう．看護師の離職という問題が発生すると，採用活動が活発になります．転職会社にコンタクトをとり，紹介料を支払い，何とか看護師を確保しようとします．採用に成功すれば，一時的にシステムは安定するので，Aはバランス型ループです．しかし，これはあくまで応急処置です．応急処置は短期的な状況改善をもたらすので，担当者は一息つくことができます．しかし，多くの場合，離職の問題は再発します．そして，採用担当は，看護師集めに奔走し続けることが少なくありません．

　この問題を根本的に解決するためには，まず看護師の離職を引き起こしているシステム全体を理解しなければなりません．

次に，Bのループをみてみましょう．看護師離職が発生すると，1人あたりの業務量が増加し，疲労やストレスレベルが上がり，不満が蓄積していきます．

さらに，Cのループをみてみましょう．業務量が多く，忙しいと，新人教育にかけられる時間が少なくなります．新人の育成が遅れれば，本来新人が担うべき業務を中堅スタッフがこなさなければならなくなり，業務負担がさらに増えていきます．

今度は，Dのループをみていきます．業務量が増えれば増えるほど，コミュニケーションにかけられる時間が減ります．すると今までコミュニケーションをとれていれば発生しなかったようなミスが目立つようになります．また，互いの状況もわかりにくくなるため，協力もしにくくなります．また，上司が部下の不満を察知しにくくなり，それを解消するような行動も減ります．

これらB，C，Dは悪循環をもたらすため，すべて自己強化型ループです．Aのループにおいて応急処置に失敗すれば，これらの悪循環が加速して，看護師の大量離職につながるケースも少なくありません．

ここでのポイントは，**どのループまで視野に入れているかで，打ち手の数が増減する**ということです．例えば，問題を解決しようとするときに，Aのループしかみていなければ，「採用活動をする」といった応急処置しか思いつきません．しかし，Bのループまで捉えていれば，職場環境を快適にしたり，業務の効率化を図るなどのより根本的な打ち手がみえてきます．筆者の経験でも事務スタッフを採用し，看護師の業務を一部代行してもらうことにより看護師の業務負担を減らすアプローチは非常に有効です．さらに，Cのループまで考慮すれば，新人看護師の教育体制を整備し，早く自立させることが，中堅の負担を減らし，システム全体の改善につながるということまでみえてきます．採用においても，業務スキルだけに着目するのではなく，新人教育へのモチベーションが高い看護師を確保するといった選択肢も思い浮かぶでしょう．Dのループに着目すれば，互いの状況について理解を深めることができるようなワークショップの開催などが有益なこともあるかもしれません．

もちろん，こういったことは誰もが"何となく"感じていることだと思います．しかし，ループ図を使って，因果の構造を"見える化"することができれば，長期的/短期的に何に取り組むべきかが明確になり，当事者

間で共通認識をもちやすくなるというメリットがあります．

2. コミュニケーションツールとしてのシステム思考

　組織レベルで問題解決を進める際にも，システム思考は大きな役割を果たします．組織における問題解決を阻む要因の1つに「当事者意識の欠如」があります．つまり，「自分以外の誰かが悪いために問題が起きている」と思っています．事務スタッフは，医療スタッフのせいで改善が進まないと思っており，医療スタッフは，事務スタッフに対して不平不満をもっていることがよくあります．このような状態では，改善は進みません．互いが自分の行動ではなく，相手の行動を改めさせようとするからです．

　システム思考を使って，対話をする最大の意義は，上記のような「犯人探しゲーム」からの脱却です．ループ図をグループワークなどで作成していくと，物事の全体像が明らかになり，「特定の誰かが悪いのではなく，システムが悪いのだ」という認知の転換が起きていきます．さらに，「自分自身もこのシステムをつくり出している1人なのだ」という当事者意識が生まれていきます．筆者の経験でも，対立していた部署どうしがループ図を使って対話することで，協力関係が生まれていくことは珍しくありません．

　「群盲象を評す」という寓話があります（図3）．これは数人の盲人が象の一部だけを触って，象の感想を語り合うというものです．盲人たちは，口々に叫びます．1人めの盲人は象の耳を触り，「象とは絨毯のようなひらべったい動物だ」と主張します．2人めの盲人は象の鼻を触り，「象とは細長いパイプのような動物だ」と主張します．3人めの盲人は象の前足を触り，「象は太い柱のようなものだ」と主張します．

　ポイントは，**「誰もが正しい，ただし一部だけ」**という状態であるということです．正しさゆえに，自分の主張を譲ることはできません．このような状態から脱却するためには，「どちらが正しいか」という議論（ディスカッション）から，「全体として何が起きているか」という対話（ダイアログ）に切り替えていかなければ，部分がどのように結びつきあって，全体を成しているかを理解することはできません．

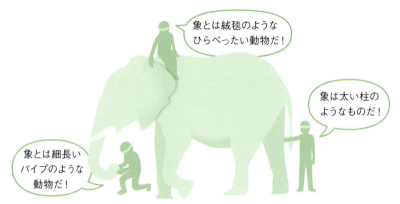

図3 「群盲象を評す」
「誰もが正しい，ただし一部だけ」

　医療が抱える問題の多くは，複雑性の高いルービックキューブ型の問題です（➡ 知識編 第3章-5参照）．しかし，このような問題に対して，互いが視野の狭いままで自分の主張を譲ることがなければ，問題解決は一向に進みません．システム思考は，まさにこのような状態を解きほぐす際に，その真価を発揮します．関係者の視野を広げ，相互理解を促進し，協働を引き出していくためのコミュニケーションツールとしての役割を果たしてくれるでしょう．

◆ 文献
1）「経済危機は世界に何をもたらしたか-2010年代政策転換の行方」（伊藤元重/著），東洋経済新報社，2009
2）「学習する組織-システム思考で未来を創造する」（ピーター・M・センゲ/著，枝廣淳子 他/訳），英治出版，2011
3）「入門！システム思考」（枝廣淳子，内藤耕/著），講談社，2007
4）「システム思考-複雑な問題の解決技法」（ジョン・D・スターマン/著，小田理一郎 他/訳），東洋経済新報社，2009
5）「なぜあの人の解決策はいつもうまくいくのか?-小さな力で大きく動かす！システム思考の上手な使い方」（枝廣淳子，小田理一郎/著），東洋経済新報社，2007
6）『もっと使いこなす！「システム思考」教本』（枝廣淳子，小田理一郎/著），東洋経済新報社，2010
7）「システム・シンキングトレーニングブック-持続的成長を可能にする組織変革のための8つの問題解決思考法」（ダニエル・キム，バージニア・アンダーソン/著，宮川雅明 他/訳），日本能率協会マネジメントセンター，2002

（守屋文貴）

実践編

4 会議を進める
〜こんなふうに変わりました，タ○クツだった指導医養成講習会〜

はじめに

　初期臨床研修を終了し，後期専門研修を行って専門医を取得するころになると，診療だけが医師の仕事ではないことに気がつかされます．指導的立場，経営的立場になってくるとなおさらのこと，多くの会議に出席し，講習会へ参加しなければなりません．

　こうした公式な会議や講習会には，資料さえ読めばすむような会がよくある，そしてそんな会に参加するのは時間の無駄，と感じている方も多いはずです．司会や講師として会を主催するにしても，委員や受講者として参加するにしても，このような気持ちで会議や講習会が行われるのは，医療資源の無駄遣いともいえるのではないでしょうか．

　ここでは茨城県の指導医養成講習会を事例とし，講師も参加者もタ○クツしない，有意義な講習会に変化させるやり方を提案します．

1. まずは「共有のステージ」

　指導医養成講習会とは，平成16年度から実施された医師臨床研修制度において，臨床研修指導医に受講が義務付けられているプライマリ・ケアの指導方法に関する講習会です．

　原則として2泊3日以上，実質的な講習時間の合計は16時間以上と定められている講習会で，勤務する病院から半強制的に勧められて，受講しなければならないという人も多いのではないでしょうか．16時間もの時間を費やすわけですから，参加してよかったと思える講習会でありたいもので

す．

　よい話し合いには「共有のステージ」「拡散のステージ」「収束のステージ」「明確化のステージ」の，4つのステージがあるといわれています[1]．ステージの詳細は，知識編 第3章-4 をご覧ください．

　どのステージも話し合いの質を高めるために不可欠ですが，第1のステージである「共有のステージ」において「なぜこの講習会を受けなければならないのか」を参加者が認識することで，16時間講習への態度・意気込みがかなり変わります．講習会の背景や目的が明示され，日々自分自身が感じている問題点が解決できるかもしれないと認識することで，指導医になるために義務的に受けるのではなく，主体的に参加する講習会へ変化することが可能なのです．

　茨城県の指導医養成講習会では，はじめのグループワークでKJ法を使い，参加者が「研修指導で困っていること」の洗い出しを行います．KJ法とは日本の文化人類学者・川喜田二郎先生が考案した創造的問題解決の技法で，川喜田先生の氏名の頭文字をとって"KJ法"と名付けられています．指導医講習会では，この方法を，アイスブレイクをかねて，参加者の意見を短時間で効率よく集め，全体の構造を可視化するのに用いています．

　図1 は，実際の指導医養成講習会で作成したプロダクトです．内容をご覧になっていかがでしょうか．皆さんも同様の困りごとがあるのではないでしょうか．講習会の一番はじめに，自分達の抱えている問題点を共有することで，その後のステージへの流れをつくります．

2. グループサイズの工夫

　従来の指導医養成講習会では，受講者全員が参加するレクチャー方式と，受講者を10名程度のグループに分けて行うグループワーク方式とを，組合わせて行うことが主流でした．数十名が一堂に会するレクチャー方式では，極端な話，隅で寝ていることも可能です．では10名程度で行うグループワークを多くすれば，全員が参加して積極的な講習会ができるのでしょうか．これも 知識編 第3章-4 で説明があったように，10名程度のグループとい

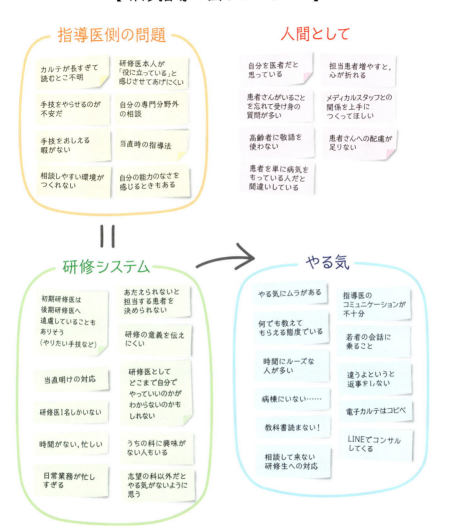

図1 ● 指導医養成講習会で作成したプロダクト

うのは，さすがに居眠りはできませんが，シャドウができやすく，発言する人が決まってしまい，「さぼり」がでてくるサイズです．

そこで，相互作用が生まれやすく，発言しない人がいると目立つ3〜4

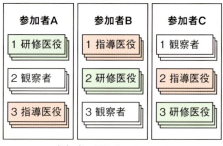

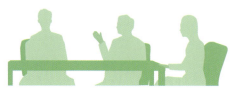

ロールプレイの進め方
1. 3人組をつくる
2. シナリオをもらう
   （3枚ずつ，各役割ごと）
3. もらったシートに基づいてロールプレイ（役づくり2分，ロールプレイ2分）
4. 終了後，振り返り（指導医→研修医→観察者の順で）とシナリオ開示（5分）
5. 全体討論（2分）
6. 2.～5. をくり返す
   （全部で3回）
7. 全体討論（5分）

図2● ロールプレイのやり方

人のグループに分かれて作業してもらうことにしました．

　実際の茨城県指導医養成講習会では，3名，4名のグループに分かれてフィードバック技法のロールプレイや研修医向けのミニレクチャーの実演を行っています．

　フィードバック技法のロールプレイの実際のやり方については，図2をご参照ください．

　グループ内で，研修医役，指導医役，観察者を決め，シナリオに沿って演技をしてもらいます．ロールプレイに慣れていない場合，少し戸惑われる方もいますが，必ず全員が研修医役か指導医役を行いますので，全員が行うこと，くり返し行うことで，はじめの違和感はいつしかなくなり，役に入り込めるようです．

　ミニレクチャーについては，講習会の初日に自分の専門分野で3分間程度のレクチャーの内容を考えてきてもらう宿題を出し，翌日4名の小グループに分かれてグループ内でレクチャーの実演をしてもらいます．順番を決め，次の実演者がタイムキーパー兼司会を行い，レクチャー終了後に実演者以外の3名がチェックリスト（図3）に記入して，実演者，観察者の順に全員でコメントして討論し，最後に実演者にチェックリストを渡します．

レクチャーチェックリスト

レクチャー担当者（　　　　　　　　）　　評価者（　　　　　　　　）

	十分	まあまあ	不十分
【内容】			
・テーマの意義や有用性が明示されていたか	☐	☐	☐
・難易度やボリュームは適切だったか	☐	☐	☐
・学習のゴールと全体像が明示されていたか	☐	☐	☐
【進め方】			
・学習者の興味や関心を引く工夫がなされていたか	☐	☐	☐
・Interactive に進められていたか	☐	☐	☐
・重要なポイントが明示されていたか	☐	☐	☐
【コミュニケーション】			
・話し方（声の大きさ，スピードなど）は適切だったか	☐	☐	☐
・学習者の方を向いて話していたか	☐	☐	☐
・板書はわかりやすかったか	☐	☐	☐

＜コメント＞

図3 ● 効果的なレクチャーチェックリスト
作成者：前野哲博（筑波大学附属病院総合診療科／総合臨床教育センター）　　参考資料：筑波大学教育計画室活動事業報告書

　このミニレクチャーの講習は非常に好評で，討論では，「今まで行っていたレクチャーが，自分で思っていたより時間が長かった」，「短時間に効率よくレクチャーをすることが，意外に簡単であると気がついた」などの意見が多く出ます．また，参加者自身の専門分野でのレクチャーなので準備の負担はあまりなく，他科の新しい知見を得ることもでき，お得感のある講習内容となっているようです．

3. ファシリテーターのあり方

　　指導医養成講習会には，ディレクターの他，数名のタスクフォースが会の運営に参加します．16時間以上にわたる講習会を，より効果的なものにするためには，タスクフォースのファシリテーションスキルも重要になってきます．ファシリテーションスキルにはいろいろありますが，知識編 第3章-4 に記載のある質問スキルについて，実際の指導医養成講習会での例をあげていきます．「広げる質問」と「深める質問」を使い分けて，参加者の主体性や相互作用を高めてく方法で，広げる質問の代表例は「他に何かありますか？」であり，深める質問の代表例は「具体的には？」「なぜそう思ったのですか？」などです．

【広げる質問の例】
ファシリテーター：なぜ研修医はやる気がないのでしょうか？
参加者：医師としての自覚がないのではないでしょうか．
ファシリテーター：他に何かありますか？
参加者：研修制度が必修化され，興味のない科でも研修しなければならないからではないかとも思います．
ファシリテーター：他に何かありますか？
参加者：もしかしたら，研修医が抑うつ状態であった可能性もあるのではないでしょうか．

【深める質問の例】
ファシリテーター：なぜ研修医はやる気がでないのでしょうか？
参加者：医師としての自覚がないのではないでしょうか．
ファシリテーター：具体的にはどういうことですか？
参加者：昔より医師としてのプロフェッショナリズムを身につけずに，実際の医療現場に出てくる研修医が多いと感じます．
ファシリテーター：プロフェッショナリズムが身についていないとは，具体的には？

参加者：社会情勢が変化し，研修医が守られる学習者という立場になり，プロである自覚が薄いのかもしれません．

　このように，「広げる質問」と「深める質問」を意識して組合わせると，グループ討論でさまざまな意見が出やすくなります．

　また，ファシリテーターの心得として，安心・安全な場を確保すること（意見を言っても非難・批判・否定されない），中立であること（主義主張の違いに対して中立の立場で接する）も重要です[2]．

4. 最後に「明確化のステージ」

　よい話し合いの4ステージのうち，「共有のステージ」を講習会のはじめに行い，その後のグループワークやロールプレイ，ミニレクチャーの実演などを通して「拡散のステージ」「収束のステージ」を行い，16時間の指導医養成講習会もいよいよ終盤「明確化のステージ」に入ります．「明確化のステージ」では，決めたことを再確認し，次に向けての具体的なステップを明らかにしていきます．茨城県の指導医養成講習会では，このステップとして「明日からの研修指導に向けて」と題して，参加者自身が明日からどうするのかを明確にしていきます．

　まず，参加者が指導医として，明日から実行してみたいと思っていること，心がけたいことを3つ以内にまとめて画用紙に箇条書きしてもらい，グループ内で発表，共有します．この作業は，この講習会で何度となくグループワークを行ってきた10名程度のグループでの最後の作業ですので，参加者間の一体感も深まり，意見の共有もたいへん順調に行われます．その後，全体会で，グループ全員が自分の書いた画用紙をもって前にならび，代表者がグループの意見をまとめて紹介します．

　茨城県の講習会では，さらに，画用紙の内容を自分宛てのはがきに書き写してもらい，そのはがきをディレクターが講習会の3カ月後に参加者に郵送するという，念の入ったオマケ付きです．

　誰が，いつ，何をやるのか，ということの明確化は，会議が机上の空論

に終わらないための大切なステップです．

　以上，会議の進め方の実際の例として，茨城県の指導医養成講習会をとり上げました．タ○クツでない会議の進め方の一例として，ご参考にしていただければと思います．

◆ 文献
1)「ファシリテーション 実践から学ぶスキルとこころ」(中野民夫, ほか/著), 岩波書店, 2009
2)「ファシリテーター行動指南書 意味ある場づくりのために」(三田地真実/著, 中尾民夫/監), ナカニシア出版, 2013

〔瀬尾恵美子〕

実践編

5 実践！ノンテク仕事術で変わった！

自分自身を理解するMBTI®

　筑波大学では，毎年MBTI®研修を実施しています（MBTI® ➡ 知識編 第1章-1参照）．ノンテクニカルスキル研修の1つとしてこのテーマをとり入れているのは，周囲とコミュニケーションをとり，チームを動かしていくためには，まず自分自身の理解からはじめる必要がある，という考えに基づいているからです．

　私も2年前に参加しましたが，その際のグループワークで，自分なら思いつきもしない捉え方，自分がまずとらない行動をとる人が大勢いて，これまで自分が当然だと思っていた言動が，人によっては全く異なることを実感したことは新鮮な驚きでした．研修を通して自分の心の「利き手」を認識することで，スイスイ作業がはかどる仕事と，なかなか気が乗らず，つい後回しにしてしまう仕事がある理由がよくわかりました．同時に，これまでの他人とのかかわりのなかで，思いがけない反応に戸惑ったりイライラしたりした理由が理解できました．

　例えば，討論の場では，私は思いついたことはブレインストーミングの段階からどんどん口に出して，周囲とのやりとりを進めながら考えをまとめていくタイプです．「エネルギーの方向に関する指向」でいうと，典型的なE（外向）です．これまで，議論の途中で，周囲の人に自分と同じような感覚で意見を求めると，そのときに戸惑ったような顔で口ごもってしまう人に出会うことがありました．決して考えていないわけではなくて，その証拠に，後からとても素晴らしい意見を言ってくれるのです．昔からどうしてだろうと思っていたのですが，こういう方はきっと，まず自分自身のなかで対話して，意見が固まってから発信するI（内向）の人なのです

ね．この違いを学んだことで，そういう人と会話をするときは，こちらから一方的にたたみかけずに，考えがまとまって口を開いてくれるのを待つことを心がけるようになりました．

　それから，自分がある程度知っていることを，一から丹念に説明されるのを聞いていると，早く先が知りたくなって，ついこちらから口をはさんで話を飛ばそうとしたり，話題を変えようとしたりすることがよくありました．これも，MBTI®の「ものの見方の指向」を知ってすんなり納得できました．時系列に沿って順序よく考えていくS（感覚）タイプの人には，このような行動はきわめて自然であるのに対して，N（直観）である筆者は，全体像をざっくりと捉えて早く先に行きたい衝動に駆られて落ち着かなくなってしまうのです．この研修を通して，そのからくりを知ることができたのは新鮮な発見でした．おかげで，同じような感覚に襲われたとき，自分なりに折り合いをつけて，そこにとどまっていられるようになりました．

　人は，一人一人違う．当たり前のことですが，ついつい，自分と同じ視点，自分と同じ行動パターンを他人に期待してしまいがちです．MBTI®の概念を理解することで，自分を相対化して考えられるようになりました．そして，そんな自分も大切にして，それと同じように自分と異なる他人の認知スタイルも大切にして，そのうえで協働していく重要性と面白さを学びました．ちなみに，同じ研修を受けた筆者の妻は，4つのタイプすべて私と逆でした（笑）．仕事だけではなくプライベートでも，この学びを生かしていきたいと思っています．

（前野哲博）

突然，病院の会議で議事進行を任されたら

　委員のつもりで初回の会議に参加したら，その場で突然委員長に任命された，という体験があります．それは患者満足度向上に貢献するあるプロジェクトの委員会だったのですが，そこで思い出したのが，ファシリテーションスキル「会議の進め方」でした（➡ 知識編 第3章-4参照）．

まず最初に，よい話し合いである4つのステージ，すなわち，共有，拡散，収束，明確化，の流れになるように意識しました．共有のステージでは，OARRが大事です．委員は会議を開くことになった経緯と目的はみな知っていたので，Outcomeとしてその日の会議の目標を決めました．これは次のAgendaともかかわることなので，OutcomeとAgendaはほぼ同時に行いました．今日の会議はこういった目標に向かってこのような内容を話し合う，と決めたことで委員の頭にはその日の会議のロードマップができあがったことと思います．

次にRoleです．その委員会は医師だけでなく，看護師，管理栄養士，臨床心理士，病院ボランティア，事務員からなる多職種から構成されていました．このような場合，どうしても医師の意見にほかの委員が引きずられてしまう傾向があります．そこで，Roleとして誰でも自由に意見を言える場であることを決めました．そして，会議の時間も必ず1時間で終わらせることも決めました．あとは，残りの時間で拡散，収束，明確化を行っていくだけです．問題点や課題を洗い出す意味でも拡散の時間を多めにとり，収束と明確化は10分程度にしたと思います．ただし，最後の明確化は非常に大事で，次の会議までに誰が何を行うのか，宿題の確認をします．これを行わないと会議はただの話し合いになり，前に進むことができません．こういった会議を1年ほどくり返していくことで，無事プロジェクトを開始することができました．

最後に病院ボランティアの委員からとてもよい会議だったと，お褒めの言葉をいただいたのが今でも印象に残っています．おそらく，すべての会議は無意識のうちに，4つのステージやOARRを実践しているのだと思います．しかし，それらを意識的に行うことで，会議の質が高まり，委員の満足も得られることが身をもってわかりました．また，そのときの会議の雰囲気やメンバーによって多少アレンジしたこともあり，そのあたりは腕の見せどころ，といった感じでしょうか．一般企業ではこういった監督者研修としてのノンテクニカルスキルの講習がよく行われていますが，医療界ではほとんど行われていないのが現状です．チーム医療や業務の効率化がこれまで以上に求められているなかで，われわれ医療従事者もこういっ

たスキルを体得する必要性を改めて感じた体験でした．

(鈴木英雄)

自分と職場のスタッフ，互いを理解すれば現場が変わる！

　私が自己理解・他者理解に関する知識をはじめて得たのは14年前，医学部6年生のときでした．「9つの性格」[1]によるエニアグラムの分類で，私はタイプ7「楽しさを求め計画する人」でした．そのときベンチャー企業でインターンをしており，ワークショップの主催側でしたので，「楽しくなりすぎて目的を忘れることがあるので，注意しなさい」と社長に言われたのを今でも覚えています．

　それから月日は経ち，2014年7月に出身の筑波大学に戻ってきてMBTI®を受けたとき，「これはおもしろい！」と感じました．16に分けられたタイプ（→ 知識編 第1章-1参照）のうち，自分はINFPがしっくりきました．このタイプの決定のために，自分自身で数十問の質問に答え，さらに少人数の参加型ワークショップで同タイプ・別タイプの人たちとの議論・発言を通して，内向（I），直観機能（N），感情機能（F），知覚的態度（P）の組合わせが一番しっくりとくることが確認できました．この過程で，「タイプが違えば同じ現象でも考え方，捉え方が全く違う」ということが身にしみてわかったのが収穫でした．

　MBTI®を受けての具体的な変化ですが，大きく2点です．

　一番の収穫は，一緒にセミナーを受けた上司のM先生のタイプを知ることができたことでした．私がもつI（内向）「考えを外に出すのに少し時間がかかる」のタイプと正反対のE（外向）をもち，「しゃべって言葉にしながら考えをまとめる」というコミュニケーションスタイルをもつことがわかったため，「同じ内容の話が二度となく，少しずつ変わっていく」という現象を，「E（外向）の要素で，未決定の内容を発言しながらまとめているんだな」「N（直観機能）の要素で，周辺知識と関連づけたんだな」と意味づけを捉え直すことができるようになりました．またM先生と異なる考え

をもっているが，その場では意見がまとまらなかった際にも，「I（内向）のため，その場ですぐに意見が出せずにすいませんが……」などと話を切り出し，議論を継続することができるようになりました．

　自分の苦手な部分を意識して強化していこうと思えたことがもう1つの変化です．MBTI®では劣等機能とよびますが（→ 知識編 第1章-1参照），セミナーのなかで自分と正反対のタイプの方と議論し，「身近な関係者の感情配慮ではなく，タスクを期日までに完成させることを優先する」ことが非常に苦手なことが理解できました．そのため，他の人がどう思うか考えすぎずに，たたき台として案を出すことを心がけるようにしたところ，仕事を抱えすぎてうまく進まないといったことが減り，非常にスムーズに業務が回るようになりました．幸いにも他の方の不満は生じておらず，「こういう方法をとってもいいんだ」と思うことができています．

　医療現場では患者さんの理解に比べ，自分や職場のスタッフの理解に関してはどうしても後回し，無頓着になりやすいですが，意識するツールが少しでもあると，現象の捉え方やコミュニケーションスタイルが変わり，現場は確実に変わると思います．皆さんのなかでも興味をもっていただいた方は，ぜひこの分野の学びを進めていただければと思います．

◆ 文献
1)『9つの性格―エニアグラムで見つかる「本当の自分」と最良の人間関係』(鈴木秀子／著), PHP研究所, 1997

（吉本　尚）

円滑な話し合いに役立つMBTI® セッション

　この文章を書かせていただいている時点では，まだMBTI®のセッションを受講し1カ月ほどしか経っていません．しかし自分自身の認知スタイルを知ることができ，自分自身の行動や発言の傾向を言語化し，客観的にみることができるようになったと日々感じています．また，同期や多職種の同僚・先輩も同日のMBTI®セッションを受けており，互いの認知スタ

イルを知ることができたことも日々のコミュニケーションに役立っているように思います（→ 知識編 第1章-1参照）．

　先日，同期4名があるセミナーに参加した帰り道，「このセミナーの形式を私たちのグループでもはじめよう！」そんな話し合いをもちかけました．電車のボックス席に4人で座りディスカッションのはじまりです．もともと日々のことや今後のことを話し合うことが多く，信頼関係ができている仲間達です．私を含めた3名はMBTI®セッションの参加者でもありました．
　E（外向）タイプの2人がまず会話の主導権を握り，ポンポンと話し合いながらアイディアを出していきます．それを自分の世界に入ったかのように聞いているのか聞いていないのか，考え込んでいるI（内向）タイプの同期，しかし話し合いの中盤から彼のなかの結論を話しはじめました．話を聞きながら，じっと考えていたのでしょう．またT（思考）タイプから出る「現実的に難しいのではないか？」と単刀直入な質問に，F（感情）タイプが一時に感情的になりそうになりましたが，場の雰囲気を察し論理的に落ち着いて話し合えていたように思いました．
　タイプだけで人が理解できるということはもちろんないとは思いますが，互いの行動パターンを知っていることで，不要なストレスや齟齬が起こることなく話し合いが進められたように感じました．
　自分の見えている現実や聞いている話し合いが，相手の見えている現実や聞いている話し合いとは全く異なっている，さらにはそれぞれの話し合いへの参加のしかたにも違いがあるということ，このギャップを改めて認識することで，チームでの合意形成がよりスムーズに図られていくと再認識したエピソードでした．
　MBTI®セッションを受講して起きた変化がいくつかあるなかで，もう1つ感じる自分のなかの大きな変化は，自分のモチベーションが上がる瞬間を自覚し，それがなぜモチベーションが上がったのかを自分自身で明確に言語化し，意識的にその瞬間をつくれるようになったということです．日常業務をこなしながらも，心のエネルギーを意識的にチャージすることで，日常業務に向かう心が安定化され，自分自身のパフォーマンスを少しだけ，

コントロールできるようになったと感じています．もちろんまだまだ私自身がタイプ発達を図り，年とともに成長し成熟していく必要がありますが，現時点での自分の傾向を知れたことはとても有意義でした．

(大澤さやか)

索　引

数　字

4段階 …………………………………… 66

欧　文

A
Agenda（アジェンダ） ………… 98
AIDMA（アイドマ） …………… 110

G
GTD® ……………………………………… 129

I
I字型プロフェッショナル
　………………………………………………… 92

M
MBTI® …………………………… 11, 176
MECE …………………………………… 109

O
OARR ……………………………… 97, 175

P
Priority Management
　………………………………………………… 127

S
SMARTゴール ……………………… 87

T
TEAMS …………………………………… 65
TEAMS-BI ……………………………… 28
TEAMS-BI「仕事の教え方」
　………………………………………………… 33
TEAMS-BR ……………………………… 47
Training Within Industry
　………………………………………………… 65
TWI ………………………………………… 65
TWI-JI …………………………………… 28
type language ……………………… 19
T字型プロフェッショナル
　………………………………………………… 92

和　文

あ行
軋轢 ………………………………………… 54
医師臨床研修制度 ……………… 165
医療安全 ………………………………… 56
エニアグラム ……………………… 176

か行
会議の進め方 ……………………… 174
外向態度 …………………………… 12, 14
拡散のステージ …………………… 96
感覚機能 …………………………… 13, 14
関係性構築 ……………………………… 59
感情機能 …………………………… 13, 15
教育的診断・治療 ……………… 34
協調性 ……………………………………… 58
協働 ………………………………………… 82
共有のステージ …………………… 96
グループサイズ ………………… 100
グループワークでKJ法
　………………………………………………… 166
群盲象を評す ……………………… 163
懸念 ………………………………………… 55
懸念解消 ………………………………… 58
権威勾配 ………………………………… 89
効率化 ……………………………………… 64
コンフリクト ………………… 54, 62
コンフリクト対処 ………… 54, 58
コンフリクト対処モード
　………………………………………………… 59
コンフリクトマネジメント
　………………………………………………… 54, 63

さ行
作業分解シート ………………… 28, 31
支援型リーダーシップ ……… 85
時間管理マトリクス ………… 123

「ジグソーパズル型」の問題
　………………………… 106
時系列グラフ ………………… 113
思考機能 ………………… 13, 15
自己主張性 ……………… 58, 63
仕事術 ………………………… 129
仕事の教え方 …… 27, 28, 29, 33
指示命令型リーダーシップ
　………………………………… 85
システム原型 ………………… 117
システム思考 ………………… 107
指導医養成講習会 …………… 165
収束のステージ ……………… 96
職能別組織 …………………… 80
生産性を阻害する要因 ……… 131
成長の限界 …………………… 117
「設定型」の問題 …………… 105

た行

対処スタイル ………………… 57
対処法 ………………………… 56
対処モード …………… 60, 61, 62
タイプ言語 …………………… 19
タイムマネジメント ………… 122
対立 …………………………… 54
多職種連携コンピテンシー
　モデル ……………………… 47
タスクフォース ……………… 170
タックマンモデル …………… 89
多様性 ………………………… 57
チーム ………………………… 70
チーム医療 …………………… 79
チーム型組織 ………………… 80
知覚的態度 …………… 13, 17
着想（アイデア） …………… 70
直観機能 ……………… 13, 14
強者はますます強く ………… 117

な行

内向態度 ……………… 12, 14
認知システム理論 …………… 11
ノンテクニカルスキル ………… 3

は行

「発生型」の問題 …………… 105
判断的態度 …………… 13, 17
氷山モデル …………………… 112
病棟マネジメント …………… 54
広げる質問 …………………… 99
ファシリテーションスキル
　……………………………… 170
フィードバック ……………… 34
深める質問 …………………… 99
フレームワーク ……………… 110
分業 …………………………… 80

ま・や行

ミニレクチャー ……………… 168
明確化のステージ …………… 97
メンタルモデル ……………… 113
モチベーションの源泉 ……… 21
問題のすり替わり …………… 117
優先課題 ……………… 124, 126

ら・わ行

ライフワーク ………………… 125
「ルービックキューブ型」の
　問題 ………………………… 106
ループ図 ……………………… 113
レバレッジポイント ………… 116
労働時間 ……………………… 64
ロールプレイ ………………… 168
ロジカル思考 ………………… 107
ロジックツリー ……………… 108
割れ窓理論 …………………… 116

[編者プロフィール]

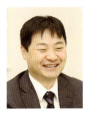

前野哲博（Tetsuhiro Maeno）

筑波大学附属病院総合診療科
筑波大学医学医療系地域医療教育学 教授

1991年筑波大学卒業，河北総合病院で初期研修，筑波大学附属病院，川崎医科大学総合診療部などで総合診療を学び，1998年には筑波メディカルセンター病院総合診療科の立ち上げにかかわりました．2000年に筑波大学に移り，おもに総合診療，地域医療，医学教育の仕事に携わっています．筑波大学では，医療者向けのノンテクニカルスキル研修プログラムの開発に取り組んでおり，私も本書でとりあげたほとんどのスキルについて実際に研修を受けましたが，本当に日常の業務改善やチーム形成に役立つことを実感しています．

本書はGノート誌の連載「研修では教えてくれない！ノンテクニカルスキル」（2014年4月号～2015年8月号）を全面的に刷新し，さらに新規項目を加えたものです．

Gノート別冊

研修では教えてくれない！
医師のためのノンテク仕事術

人を動かす，組織を動かす！リーダーシップ、チーム形成、人材育成、
業務改善、マネジメント、問題解決の原理原則

2016年6月25日 第1刷発行	編 集	前野哲博
2020年3月30日 第2刷発行	発行人	一戸裕子
	発行所	株式会社 羊 土 社
		〒101-0052
		東京都千代田区神田小川町2-5-1
		TEL　03（5282）1211
		FAX　03（5282）1212
ⓒ YODOSHA CO., LTD. 2016		E-mail　eigyo@yodosha.co.jp
Printed in Japan		URL　www.yodosha.co.jp/
ISBN978-4-7581-1792-0	印刷所	株式会社平河工業社

本書に掲載する著作物の複製権，上映権，譲渡権，公衆送信権（送信可能化権を含む）は（株）羊土社が保有します．
本書を無断で複製する行為（コピー，スキャン，デジタルデータ化など）は，著作権法上での限られた例外（「私的使用のための複製」など）を除き禁じられています．研究活動，診療を含み業務上使用する目的で上記の行為を行うことは大学，病院，企業などにおける内部的な利用であっても，私的使用には該当せず，違法です．また私的使用のためであっても，代行業者等の第三者に依頼して上記の行為を行うことは違法となります．

JCOPY ＜（社）出版者著作権管理機構 委託出版物＞
本書の無断複写は著作権法上での例外を除き禁じられています．複写される場合は，そのつど事前に，（社）出版者著作権管理機構（TEL 03-5244-5088, FAX 03-5244-5089, e-mail : info@jcopy.or.jp）の許諾を得てください．

羊土社のオススメ書籍

Gノート別冊
医師のための介護・福祉のイロハ
主治医意見書のポイント、制度・サービスの基本から意外と知らない多職種連携のあれこれまで

大橋博樹／編

医師が今さら聞けない＆意外と知らない介護・福祉の超基本から，日常診療ですぐに役立つ具体的なコツまで解説した，ありそうでなかった内容！「Gノート」誌の大人気連載に新規項目を多数加えて単行本化した必読書！

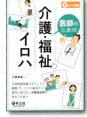

■ 定価（本体3,600円＋税）　■ A5判
■ 263頁　■ ISBN 978-4-7581-1790-6

その患者さん、リハ必要ですよ！！
病棟で、外来で、今すぐ役立つ！評価・オーダー・運動療法、実践リハビリテーションのコツ

若林秀隆／編，
北西史直，岡田唯男／編集協力

オーダーなくして，リハは始まらない！医師が知っておくべきリハの評価基準やよく出会う疾患・場面ごとの具体的なオーダー方法，外来指導に役立つ運動療法をやさしく解説．すべての医師必読のリハがわかる基本の書！

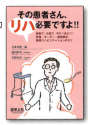

■ 定価（本体3,500円＋税）　■ A5判
■ 270頁　■ ISBN 978-4-7581-1786-9

Gノート別冊
小児科医宮本先生、ちょっと教えてください！
教科書には載っていない、小児外来のコツ・保護者への伝え方

宮本雄策／編著
大橋博樹／企画・編集協力

小児外来の極意を伝授！熱性けいれん，喘息，発達障害，母乳育児，不登校など小児科医×家庭医の熱いディスカッションをもとに本音で解説！保護者への説明にも自信がつき信頼度もアップ！診療の合間に気軽に読めます．

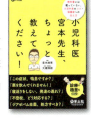

■ 定価（本体3,600円＋税）　■ A5判
■ 199頁　■ ISBN 978-4-7581-1831-6

Gノート別冊
Common Diseaseの診療ガイドライン
総合診療における
診断・治療の要点と現場での実際の考え方

横林賢一，渡邉隆将，
齋木啓子／編

一般内科，総合診療でよく出合う疾患について，各ガイドラインの要点と，ガイドラインと現場のギャップを埋める国内外のエビデンスを1冊に．実際の現場ではどう考えるか，どこまで診るか，がサッと調べられます．

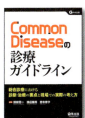

■ 定価（本体4,600円＋税）　■ B5判
■ 319頁　■ ISBN 978-4-7581-1809-5

発行　羊土社 YODOSHA

〒101-0052　東京都千代田区神田小川町2-5-1　TEL 03(5282)1211　FAX 03(5282)1212
E-mail : eigyo@yodosha.co.jp
URL : www.yodosha.co.jp/

ご注文は最寄りの書店，または小社営業部まで

患者を診る　地域を診る　まるごと診る

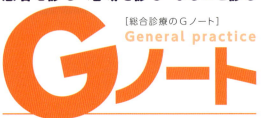

[総合診療のGノート]
General practice

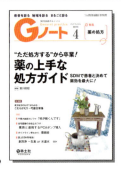

隔月刊　偶数月1日発行　B5判　定価（本体2,800円＋税）

あらゆる **疾患・患者さん**を **まるごと診たい！**

そんな
医師のための **「総合診療」の実践雑誌です**

- 現場目線の具体的な解説だから、かゆいところまで手が届く
- 多職種連携，社会の動き，関連制度なども含めた **幅広い内容**
- 忙しい日常診療のなかでも，**バランスよく知識をアップデート**

詳細はコチラ ▶ www.yodosha.co.jp/gnote/

・**年間定期購読料**（国内送料サービス※）
・通常号（隔月刊 年6冊）　　　：定価（本体16,800円＋税）
・通常号＋**WEB版**※　　　　 ：定価（本体19,800円＋税）
・通常号　　　　　　＋増刊（年2冊）：定価（本体26,400円＋税）
・通常号＋**WEB版**※＋増刊　 ：定価（本体29,400円＋税）
※WEB版は通常号のみのサービスとなります
※海外からのご購読は送料実費となります

Gノート増刊 Vol.7 No.2

CKD診療
現場の33学問（みみ）

かかりつけ医、専門医
たがいのギモン解説します

土谷　健，櫻田　勉，大橋博樹／編

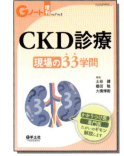

CKD診療の現場ですぐ役に立つ知識が満載！かかりつけ医が悩んでいる疑問に，腎臓専門医はもちろん，管理栄養士・理学療法士など各分野のスペシャリストがわかりやすくお答えします！在宅診療や訪問診療についても解説。

■ 定価（本体 4,800円＋税）　■ B5判　■ 229頁　■ ISBN 978-4-7581-2344-0

発行　**羊土社 YODOSHA**　〒101-0052　東京都千代田区神田小川町2-5-1　TEL 03(5282)1211　FAX 03(5282)1212
E-mail：eigyo@yodosha.co.jp
URL：www.yodosha.co.jp

ご注文は最寄りの書店、または小社営業部まで